ÉTUDE

SUR LA

MALADIE DÉSIGNÉE GÉNÉRALEMENT

SOUS LE NOM

D'OREILLONS

PAR

ÉMILE MALABOUCHE

DOCTEUR EN MÉDECINE

MONTPELLIER

BOEHM & FILS, IMPRIMEURS DE L'ACADÉMIE

Éditeurs du MONTPELLIER MÉDICAL

1867

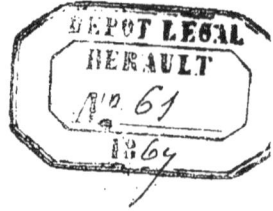
ÉTUDE

SUR LA

MALADIE DÉSIGNÉE GÉNÉRALEMENT

SOUS LE NOM

D'OREILLONS

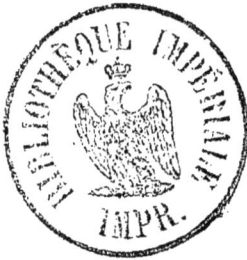

PAR

ÉMILE MALABOUCHE

DOCTEUR EN MÉDECINE

⁂

MONTPELLIER

BOEHM & FILS, IMPRIMEURS DE L'ACADÉMIE
Éditeurs du MONTPELLIER MÉDICAL

1867

ÉTUDE

SUR LA

MALADIE DÉSIGNÉE GÉNÉRALEMENT

SOUS LE NOM

D'OREILLONS

La température du mois de décembre dernier a été d'une douceur exceptionnelle; mais en même temps elle a présenté des variations assez grandes qui se traduisaient principalement par un contraste notable entre la chaleur du jour et le froid humide des nuits.

Parmi les maladies qui ont été observées, à cette époque, dans le service de M. le professeur Dupré, et qui, pour la plupart, n'étaient que des formes multiples de l'affection catarrhale, il en est une qui a fixé particulièrement notre attention, à cause de sa rareté habituelle dans les hôpitaux. C'est l'affection que l'on désigne généralement sous le nom d'*oreillons* ou d'*ourles*, et qui se caractérise par une tuméfaction plus ou moins considérable de la région parotidienne.

Cette maladie nous a paru présenter un grand intérêt, non-seulement à cause des accidents graves qui l'accompagnent dans certaines circonstances , mais encore à cause de ses manifestations habituelles, qui ont lieu particulièrement sur certains organes glanduleux, et qui se font remarquer par une grande tendance au déplacement.

Le plan que nous avons adopté dans la rédaction de ce travail est fort simple. Après un court historique, nous traçons un tableau succinct des divers symptômes de la maladie, et nous insistons ensuite d'une manière particulière sur les principales localisations. Dans cet exposé , l'étude de l'engorgement des parotides et de l'orchite occupe une place importante ; elle est suivie de l'appréciation des divers modes de terminaison de chacune de ces déterminations morbides.

Mais cette maladie est rarement simple ; suivant les conditions individuelles ou climatériques, elle présente des complications multiples, générales ou locales, que nous signalons successivement.

Passant ensuite à l'étude des causes , nous faisons surtout la part de l'épidémicité et de la contagion.

Une fois la maladie connue dans ses actes morbides et dans son étiologie, nous établissons le diagnostic en la distinguant des autres maladies qui peuvent lui ressembler, et nous mentionnons toute la gravité du pronostic dans certains cas.

Avant d'étudier le traitement, nous nous demandons quelle est la nature de la maladie, et nous établissons ensuite les indications thérapeutiques autour desquelles viennent se grouper les moyens conseillés par les divers observateurs.

Nous terminons cette étude par une indication bibliographique des principaux travaux qui ont été publiés sur ce sujet. Cet index, que l'on ne retrouvera dans aucun ouvrage, et qui a réclamé de laborieuses recherches, pourra être de quelque utilité à ceux qui voudront étudier après nous la maladie dont nous nous sommes occupé.

Pour la composition de ce travail, nous nous sommes efforcé de mettre à profit l'enseignement de nos Maîtres, et particulièrement les leçons cliniques de MM. les professeurs Dupré et Combal. Heureux si nous avons su bien interpréter leurs paroles! Nous prions ces Messieurs de vouloir bien recevoir ici l'expression de nos sentiments de gratitude, pour la bienveillance qu'il nous ont témoignée dans le cours de nos études [1].

---

[1] Je dois des remerciements à mon ancien condisciple et ami, le Dr Caisso, pour l'empressement avec lequel il a mis à ma disposition les notes recueillies aux leçons qui furent faites, en 1864, sur les oreillons, par M. le professeur Combal.

I. HISTORIQUE.

La maladie que nous étudions est généralement connue en France sous le nom d'oreillons ou d'ourles ;
mais on la trouve signalée dans de nombreux mémoires
sous des dénominations très-diverses : elle a été appelée
indifféremment *angina maxillaris* (Cullen), *angine
parotidienne* (J. Frank), *angina spuria* (Vogel), *pa-
rotis spuria* (Lieutaud), *cynanche parotidea* (Mangor),
cynanche maxillaris (Macbride), etc.

Lieutaud rapporte qu'au dernier siècle, dans les
provinces méridionales de la France, on donnait aux
cas les plus légers le nom de *gales*, et à ceux qui
sont accompagnés de fièvre, celui de *cournudos* [1]. Les
Italiens la désignent sous les noms d'*orecchioni*, de
gotoni, et de *gotazze* (Borsieri). Enfin, elle est décrite
par les auteurs Allemands sous la dénomination de
parotiditis polymorpha, de *parotidite idiopathique ou
spontanée* (Niemeyer).

Cette maladie a été connue de tout temps. Dans le
premier livre des Épidémies, Hippocrate signale une
affection qui se caractérisait tantôt par des tumeurs
survenant aux oreilles, et tantôt par des inflammations

---

[1] Lieutaud ; Précis de médec. pratique, 2e édit. Paris, 1761,
pag. 471.

douloureuses aux testicules. «*Multis vero aurium tu-mores subnascebantur, qui in alteram partem vergebant plerisque etiam in utramque...... Multis tusses aridæ et inanes, quibuscum tussi nihil educebatur, nec ita multo post voces raucescebant. Quibusdam vero ex tem-poris intervallo inflammationes cum dolore in alterum testem erumpebant, quibusdam etiam in utrosque* [1].»

Il importe de remarquer que, dans ce chapitre, le Père de la médecine ne fait nullement coïncider le dévelop-pement de la lésion des testicules avec la disparition du gonflement des parotides. Il considère la tuméfac-tion des organes génitaux comme un symptôme de la constitution médicale qu'il décrit, et non comme le résultat d'une métastase.

Depuis cette époque, la science s'est enrichie de nombreux documents qui ont contribué à éclairer di-vers points de l'histoire des oreillons. Nous citerons principalement les travaux de Targioni Tozzeti, Tho-mas Laghi et Borsieri en Italie, d'Hamilton en Écosse, de Mangor en Suède, de Rilliet à Genève, de Rochard, Lepecq de la Clôture, Groffier, Trousseau, Grisolle, Ressiguier, etc., en France.

Gaspari, un des premiers, mentionne l'apparition de l'orchite dans le cours des oreillons [2]. Il raconte

---

[1] *Hippocratis Coi. Opera omnia* : De morbis vulgaribus, sect. VII, liber primus, sect. prima, pag. 938. Genève, 1657.

[2] Gaspari, cité par Ozanam ; Histoire médicale des maladies épidémiques, tom. II, pag. 306.

2

que pendant l'hiver de 1714 à 1715, les oreillons ré-
gnèrent épidémiquement dans toute la province de
l'Istrie. La maladie s'accompagnait de fièvre et de céphalalgie, et vers le septième jour on voyait les testicules se tuméfier, surtout celui du côté correspondant
à la parotide engorgée.

En 1741, Binet rapporte dans les *Mémoires de
l'Académie royale de Toulouse* [1], l'histoire d'une épidémie qui sévit à Carères, petite ville sur la Garonne,
et qui s'accompagna de métastases sur les testicules.

Quelques années plus tard, un autre médecin fran-
çais, Rochard [2], fait mention d'une épidémie d'oreillons
qui régna à Belle-Isle-en-Mer, et qui se caractérisait
par le développement d'orchites consécutives à la disparition des oreillons. Ce médecin fait remarquer, dans
son mémoire, que la tumeur des parotides tombait
dans les bourses au bout de quelques jours, et qu'elle
attaquait le testicule du même côté ; il a observé encore que, dans les cas de parotides doubles, la métastase se faisait sur les deux testicules.

Pendant l'hiver de 1750, un médecin italien, Targioni Tozzetti [3], observe à Florence une violente épidémie d'*angine aqueuse squirreuse* et d'oreillons. Les

---

[1] Binet ; Mém. de l'Académie de Toulouse, tom. I, pag. 86.

[2] Rochard ; Maladie particulière des glandes, endémique à
Belle-Isle-en-Mer. (Journ. de médec., 1757, tom. VII, pag. 379.)

[3] Targioni Tozzetti ; *Prima raccolta di Osservazioni mediche*,
pag. 176.

enfants étaient surtout atteints, et ils présentaient pour la plupart le gonflement du testicule.

Vers la même époque, un autre Italien, Thomas Laghi, consigne dans les *Commentaires de Bologne* l'histoire d'une épidémie qui régna dans cette ville en 1753 [1], et donne une description très-exacte de cette maladie. Il raconte que la tumeur occupait principalement les parotides, mais qu'elle s'étendait souvent aux glandes maxillaires, à celles du cou et même aux amygdales ; chez plusieurs malades déjà atteints de parotides, il vit survenir le gonflement des testicules, mais cette localisation ne se produisit jamais, ni chez les enfants impubères, ni chez les vieillards. Chez les sujets qu'il observa, la maladie se jugeait par une diarrhée, par des sueurs ou par des urines abondantes. Rochard attribuait les oreillons à l'influence de l'humidité ; Laghi, au contraire, pense que les variations atmosphériques sont incapables d'en rendre compte, et qu'il y a dans l'étiologie de cette maladie quelque chose de surnaturel.

Le Dr Hamilton [2] nous a transmis l'histoire de deux épidémies qui sévirent en Écosse en 1758 et 1761. La maladie s'annonçait par une lassitude générale,

---

[1] Thomas Laghi ; *Historia epidemicæ constitutionis, in qua parotides seroso glutine tumentes reddebantur*, etc. *Commentaria Bono*, tom. V, p. I, pag. 117.

[2] Hamilton ; *Transactions of the R. Society of Edinburgh*, § 2, et *London medical Journal*, tom. IX, p. II, pag. 190.

des frissons, de l'agitation et un mouvement fébrile modéré. Dès le second jour, on voyait survenir le gonflement des parotides, qui disparaissait, en général, vers le sixième jour. La guérison avait lieu par résolution, à la suite de sueurs partielles ou générales. Quelquefois la tuméfaction du cou s'affaissait rapidement vers le quatrième jour ; aussitôt la fièvre s'allumait de nouveau, et un des testicules ou tous les deux ensemble se tuméfiaient à leur tour. Au bout de quelques jours, il se déclarait un suintement abondant au scrotum, accompagné le plus souvent d'une transpiration générale ; dès-lors l'engorgement des testicules diminuait graduellement et disparaissait complètement. Lorsque cette crise n'avait pas lieu, soit à cause de l'impression du froid, soit par suite d'un traitement irrationnel, la tumeur disparaissait promptement ; la fièvre s'exaspérait ou s'allumait de nouveau, le malade était agité, le délire et les convulsions survenaient, et bientôt la maladie se terminait d'une manière fatale.

Dans l'épidémie que rapporte Lepecq de la Clôture [1], et qui se déclara à Vire, en Normandie, dans l'automne de 1763, les femmes et les enfants furent principalement affectés. Les oreillons s'accompagnaient d'une douleur vive dans l'oreille, et sur la fin de la maladie il survenait des taches noirâtres aux gencives et dans l'intérieur des lèvres.

---

[1] Lepecq de la Cloture ; Observations sur les maladies épidémiques. Paris, 1776.

On trouve relaté, dans les *Actes de la Société de Copenhague*, le récit d'une épidémie semblable, que Mangor [1] observa à Vibourg en 1772. La maladie se terminait vers le neuvième jour, après une sueur copieuse. Mangor insiste sur le caractère contagieux de la maladie : des gens de la campagne qui en étaient atteints s'étant rendus à Vibourg, la communiquèrent à des écoliers de l'Université qui logeaient dans la même hôtellerie. En très-peu de temps, trois cents personnes furent attaquées. Mangor pense que la contagion ne fut pas étrangère à cette extension rapide de la maladie.

Dans ses *Instituts de médecine pratique*, Borsieri [2] donne une description très-exacte des oreillons, se basant non-seulement sur les travaux de ses prédécesseurs, mais encore sur les faits qu'il avait observés lui-même dans l'épidémie de 1782. L'auteur établit une distiction parfaite entre les oreillons et les parotides qui surviennent dans le cours de certaines fièvres aiguës et surtout après les fièvres malignes. Il les distingue aussi des engorgements chroniques de cette glande qui peuvent se développer sous l'influence des diathèses scrofuleuse, syphilitique, cancéreuse ou autre. Après avoir tracé un tableau complet de cette maladie, il si-

---

[1] Mangor ; *Acta regiæ Societatis medicæ Hauniensis*, 1791, vol. II, pag. 165.

[2] Burserius ; *Institutionum medicinæ practicæ*, vol. tert. Lipsiæ, 1787, pag. 328.

gnale d'une manière particulière le déplacement de
l'affection sur les testicules et sur la tête. Il termine
ce chapitre par l'histoire très-intéressante de trois malades.

De l'année xi à l'année xiv, une épidémie d'oreillons
se montra dans les départements de l'Ain et de Saône-
et-Loire. Groffier, médecin de Châlon-sur-Saône, en
a donné le récit dans les *Annales de la Société de
médecine pratique de Montpellier* [1]. Ce médecin admet
la nature catarrhale de la maladie ; les ourles ne sont
pour lui qu'une des nombreuses formes de l'affection
catarrhale. On trouve dans ce mémoire des exemples
curieux de métastase que l'auteur a observés chez les
malades des deux sexes. Il montre que le déplacement
fluxionnaire ne se fait pas seulement sur les testicules
ou l'utérus, mais qu'il peut avoir lieu sur la tête, les
yeux, les poumons, l'estomac, les intestins, etc....
Chez plusieurs sujets, le principe morbifique, au lieu
de se porter de la parotide sur les testicules, a suivi
une marche inverse. Groffier a vu la tuméfaction du
testicule précéder le développement des oreillons ;
aussi, dans quelques-uns de ces cas, des médecins,
d'ailleurs recommandables, ont pu prendre des orchites
épidémiques pour des orchites vénériennes. L'existence

---

[1] Groffier ; Remarques sur les affections catarrhales connues
sous le nom de *parotides simples* et vulgairement appelées *ourles*, etc. (Annales de la Société de médecine pratique de Montpellier, tom. VIII, pag. 311.)

d'un suintement urétral, survenu en même temps que le gonflement du testicule, rendait chez certains sujets l'erreur beaucoup plus facile.

En 1812, les oreillons se déclarent à Baltimore ; le Dr Chatard[1], qui a publié la relation de cette épidémie dans le *Journal de médecine, de chirurgie et de pharmacie de Sédillot*, a constaté le déplacement de la fluxion sur les testicules et l'influence fâcheuse de la saignée sur le développement de l'orchite métastatique.

Gintrac observait, en 1839, une épidémie d'oreillons à Bordeaux, et communiquait à la Société de médecine de cette ville le résumé de ses observations[2].

En 1843, Trousseau publia, dans la *Gazette des hôpitaux*, un article très-intéressant sur la nature contagieuse de cette maladie[3].

En 1848, les oreillons sévirent à Montpellier d'une manière épidémique. Un interne distingué des hôpitaux de cette ville, le Dr Ressiguier[4], a résumé, dans un remarquable mémoire, les principaux traits de cette affection. Comme Groffier, il en fait une des formes

---

[1] Chatard ; Épidémie d'oreillons à Baltimore en 1812. (Journal de Sédillot, tom. XLIII, pag. 108.)

[2] Gintrac ; Épidémie d'oreillons à Bordeaux. (Journ. de méd. pratiq. de Bordeaux, 1839.)

[3] Trousseau ; De la nature contagieuse des oreillons. (Gaz. des hôpit., 1843, pag. 405.)

[4] Ressiguier ; Histoire d'une épidémie d'oreillons qui a régné à Montpellier en 1848. Montpellier, 1850.

de l'affection catarrhale. Dans la majorité des cas, les oreillons étaient suivis d'orchite ; chez d'autres sujets, ces deux lésions apparurent simultanément ; enfin, chez quelques-uns, le gonflement des testicules se montra avant l'engorgement des parotides.

A la même époque, l'angine parotidienne régnait à Genève. Le Dr Rilliet [1], qui observa cette épidémie, en a transmis la relation dans un mémoire très-important, inséré en 1850 dans la *Gazette médicale* de Paris.

On doit citer aussi deux thèses remarquables qui furent soutenues en 1851, dans le même mois, l'une à Montpellier et l'autre à Paris. Dans la première de ces thèses, M. Thierry de Maugras [2] rapporte l'histoire d'une épidémie d'oreillons avec orchites métastatiques, qui régna en Algérie en 1848.

Dans la seconde, le Dr Spire s'occupe d'une manière particulière de l'orchite métastatique des oreillons [3].

En 1859, une épidémie d'oreillons se montre à Toulouse. Le Dr Desbarreaux-Bernard observe, dans le cours de cette épidémie, des orchites qui se manifes-

[1] Rilliet; Mémoire sur une épidémie d'oreillons qui a régné à Genève pendant les années 1848 et 1849. (Gaz. médic. de Paris, 1850, pag. 22 et 42.)

[2] Thierry de Maugras; Épidémie d'oreillons et d'orchites métastatiques observée pendant les mois de février et mars 1848 à Mascara (Algérie). (Thèse de Montpellier, 1851, no 15.)

[3] Spire; De l'orchite métastatique des oreillons. (Thèse de Paris, 1851, no 24.)

tent isolément et sans avoir été précédées de l'engorgement des régions parotidiennes. Il a décrit ces faits comme des cas d'orchite de nature catarrhale, dans un mémoire inséré dans le *Journal de médecine de Toulouse*, août 1860 [1].

Enfin l'année dernière, M. le professeur Boyer a fait dans le *Montpellier médical* une étude complète de l'orchite catarrhale qui précède ou suit l'apparition des oreillons [2].

II.— DESCRIPTION DE LA MALADIE.

I. *Tableau de la maladie.* — L'angine parotidienne débute par un sentiment de malaise, par la lassitude des membres et par des douleurs contusives dans les articulations. Ces phénomènes s'accompagnent habituellement de frissons vagues qui alternent avec des bouffées de chaleur ; il y a en même temps de l'anorexie et une céphalalgie quelquefois très-vive.

Après un jour ou deux, le malade accuse au niveau de l'une des articulations temporo-maxillaires une dou-

[1] Desbarreaux-Bernard ; Épidémie d'orchite catarrhale observée pendant le mois de février 1859, dans les salles de clinique de l'Hôtel-Dieu Saint-Jacques, à Toulouse. (Journ. de médec. de Toulouse, août 1860.)

[2] Boyer ; Leçons sur l'orchite en général, etc. (*Montp. médic.*, tom. XVI, 1866, pag. 126.)

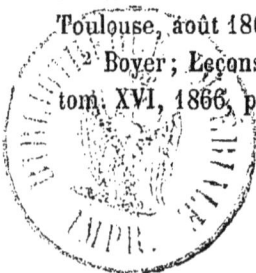

leur tensive qui coïncide avec un léger gonflement ; la tuméfaction occupe d'abord la périphérie de la glande parotide ; elle acquiert rapidement un volume considérable et gagne souvent les glandes maxillaires ; dèslors les mouvements de la mâchoire sont gênés , la mastication et la déglutition deviennent douloureuses et difficiles.

La peau qui recouvre les glandes affectées conserve généralement sa coloration normale ; mais dans quelques circonstances elle présente de la rougeur.

Lorsque la tumeur s'est formée, la fièvre diminue ou cesse complètement; le gonflement fait des progrès, et vers le quatrième jour il a acquis son plus haut degré de développement ; on ne tarde pas alors à constater des sueurs abondantes, des urines sédimenteuses ou bien des évacuations alvines répétées ; quelquefois il survient du ptyalisme ou une épistaxis abondante. Ces évacuations servent de crise à la maladie et amènent une diminution rapide du gonflement parotidien; vers le septième jour , la tuméfaction est complètement effacée.

L'observation suivante, que nous avons recueillie dans le service de M. le professeur Dupré, nous offre un exemple de cette terminaison rapide.

PREMIÈRE OBSERVATION.

(*Service de M. le professeur* DUPRÉ.)

Oreillons du côté gauche. — Fièvre intermittente antérieure. — Résolution.

Rochette (Vincent), âgé de 20 ans, né à Borés, dans le département de l'Ardèche, est entré à l'hôpital Saint-Éloi le 18 novembre 1866, dans le service de M. le professeur Dupré (salle Saint-Vincent, n° 20).

Ce jeune homme, âgé de 20 ans, est doué d'un tempérament lymphatique et d'une constitution assez bonne. Il exerce la profession de berger.

Issu d'un père qui s'est suicidé, il a présenté dans son enfance, jusqu'à l'âge de 6 ans, un impétigo du cuir chevelu et un engorgement des ganglions cervicaux. Plus tard, à deux reprises différentes, il a contracté les fièvres intermittentes. Il les eut une première fois vers l'âge de 16 ans; trois ans après, elles apparurent une seconde fois et durèrent neuf mois environ.

Berger de profession, il a abusé de l'onanisme de 12 à 15 ans. Vers l'âge de 16 ans, il a présenté des phénomènes d'idiotisme, qui ont exigé son admission dans un hôpital spécial pendant deux mois.

Le 15 novembre dernier, il quitte Toulon pour se rendre à Montpellier; dans ce trajet, que, faute de ressources, il est obligé de faire à pied, il couche en plein air et se refroidit.

Il éprouve aussitôt du malaise, du brisement dans les membres, des frissons vagues, et de la céphalalgie.

Le 17, il accuse un frisson intense qui dure plus d'une heure, et qui est suivi de chaleur, de vertiges, etc.

Le lendemain 18, il entre à Saint-Éloi, et l'on constate les symptômes suivants : décubitus dorsal, mouvements faciles, tuméfaction assez marquée au niveau de la parotide gauche, sans rougeur appréciable ; douleur légère à la pression, mastication et déglutition difficiles et douloureuses, chaleur modérée, pouls peu fréquent, langue saburrale, pas de soif ni de nausées ; une selle par jour, pas de toux ni d'expectoration ; l'exploration thoracique ne révèle rien d'anormal. (Infusion de mauve et de tilleul, ouate).

Le 19, il a eu quelques frissons pendant la nuit, le gonflement est le même, la langue toujours saburrale (éméto-cathartique ce matin). A la suite de l'emploi de ce remède, vomissements bilieux qui le soulagent ; un peu de moiteur dans la soirée.

Le 20, la nuit a été meilleure, le malade a dormi, la tuméfaction de la région parotidienne est moindre, le pouls présente encore un peu de fréquence. (Potage, eau vineuse, ouate.)

Le 21, épistaxis légère, pas de fièvre (soupe et pruneaux).

Le 22, l'engorgement diminue d'une manière progressive ; le 29, le malade est complétement guéri.

La maladie n'est pas toujours aussi simple et la terminaison aussi rapide que dans le fait que nous venons de citer. Il arrive souvent que la tuméfaction des parotides s'affaisse rapidement, et, après un redoublement de la fièvre, qui peut devenir inquiétant, il survient alors un engorgement de l'un des testicules ou des deux testicules à la fois. Cette manifestation nouvelle de la maladie est, en général, consécutive à la disparition des oreillons. Nous verrons plus loin qu'elle peut se montrer dès le début de la maladie, coïncider avec les oreillons, et même dans quelques cas plus rares se montrer avant toute tuméfaction du côté des parotides.

Chez les femmes, ce sont surtout les mamelles qui peuvent être secondairement affectées.

Ces divers accidents morbides sont en général sans gravité ; la résolution s'opère, comme pour les oreillons, à la suite de sueurs générales ou partielles. Dans d'autres circonstances, l'orchite ou le gonflement mammaire se terminent par le retour de l'engorgement parotidien ; mais chez quelques sujets on a vu la disparition de l'orchite avoir lieu brusquement et être suivie, comme celle des oreillons, de délire, de convulsions et même de la mort.

II. *Symptomatologie.*—Nous venons de tracer d'une manière générale le tableau symptomatique de la maladie, et de décrire le mode d'évolution des diverses manifestations qui la caractérisent ; il convient d'examiner en détail chacun de ces phénomèes morbides.

Si l'on analyse les symptômes qui se montrent dans le cours des oreillons, on peut les classer en deux groupes principaux : les uns généraux et les autres locaux.

A. *Symptômes généraux.*—Les symptômes généraux sont constitués par du malaise, un sentiment de lassitude générale, des frissons vagues alternant avec des bouffées de chaleur ; dans quelques cas, il survient des nausées, des vomissements et même des épistaxis.

On observe parfois de la céphalalgie, des vertiges, des éblouissements. La langue est habituellement saburrale et la soif modérée. La chaleur de la peau n'est pas élevée, et la fréquence du pouls est peu marquée.

Ces symptômes sont assez constants ; ils précèdent généralement les phénomènes locaux et s'effacent peu à peu dès que ces derniers se montrent ; mais leur apparition n'a pas toujours lieu avant l'engorgement des parotides ; il n'est pas rare de voir la maladie débuter par les symptômes locaux, et s'accompagner de suite ou quelques heures après des phénomènes généraux dont nous avons parlé.

Lorsque les accidents fébriles se montrent les premiers, le gonflement des parotides a lieu au bout de 12, 24 ou 36 heures au plus.

La fièvre cesse habituellement dès que l'engorgement parotidien s'est déclaré ; mais elle peut se montrer de nouveau, si la tuméfaction disparaît trop vite. Il arrive quelquefois, en effet, avant que la tuméfaction des testicules se produise, que la disparition brusque des parotides est suivie de symptômes généraux très-graves, qui jettent l'épouvante dans les familles et peuvent déconcerter les médecins les plus expérimentés. On a vu des malades présenter alors une fréquence et une petitesse extrême du pouls, une anxiété inexprimable, des lipothymies, du délire, de la carphologie,

des vomissements et même des selles séreuses et involontaires. L'apparition du gonflement des testicules
met fin à ces accidents formidables. M. Trousseau a
publié deux cas qui sont très-remarquables à ce point
de vue, et dans lesquels il fut difficile de pénétrer la
cause des phénomènes fébriles, les malades ne pouvant
rendre compte de ce qui s'était passé auparavant.

Voici ces deux faits.

OBSERVATION II.

Oreillons; leur disparition suivie de symptômes graves qui s'effacent dès qu'une orchite se montre. (Trousseau; *Clinique
médicale de l'Hôtel-Dieu de Paris*, tom. I, pag. 183.)

En 1832, je donnais des soins à un homme de trente-cinq
ans environ, qui était atteint d'oreillons. Les choses se passè-
rent fort régulièrement; la douleur avait diminué, et la tuméfaction de la région parotidienne commençait à décroître. J'avais
vu le malade le matin; il était aussi bien que j'avais droit de
l'espérer, lorsque, vers la fin de la journée, je fus mandé pré-
cipitamment. Je le trouvai dans une anxiété inexprimable, le
visage pâle, grippé; le pouls petit, fréquent, inégal; les extrémités froides. Il n'y avait ni vomissements, ni diarrhée, ni
lésions appréciables du côté du poumon ou du cœur.

J'allai à l'indication : je donnai de l'éther, des boissons chaudes
aromatiques; je promenai des sinapismes, et j'attendis avec
anxiété l'issue d'une maladie qui s'annonçait sous d'aussi
tristes auspices.

Le lendemain matin, je fus agréablement surpris en trou-
vant le malade avec une fièvre véhémente, le pouls large, la
peau ouverte; le visage était coloré et la contenance vivace.

Mais le scrotum était tuméfié; l'un des testicules, et surtout l'épididyme, était gonflé, douloureux; c'étaient tous les accidents de l'orchite blennorrhagique la plus aiguë.

Je me rappelai les faits observés par Borsieri, le *febris testicularis* de Morton; j'étais rassuré. Je respectai la manifestion locale qui avait débarrassé l'économie menacée; peu de jours suffirent pour la guérison de cette complication métastatique et pour le rétablissement complet.

OBSERVATION III.

Oreillon suivi d'accidents graves qui disparaissent dès que le gonflement du testicule a lieu. (Trousseau, ouvrage cité, tom. I, pag. 184.)

En 1855, je fus mandé par mon honorable ami, M. le docteur Moynier, auprès d'un jeune écolier de dix-sept ans qui lu donnait les plus vives inquiétudes. Ce jeune homme avait été pris tout à coup, au milieu d'une santé qui semblait être assez bonne (du moins c'était ce que disaient les parents et le chef d'institution), avait été, dis-je, pris d'une fièvre ardente, avec fréquence extrême du pouls, tendances à la lypothymie, délire, carphologie, vomissements, selles séreuses et involontaires; cela ressemblait aux mauvais jours du troisième septénaire de la fièvre putride, ou au début de ces scarlatines malignes qui tuent les malades en quelques heures.

M. Andral avait vu le jeune malade dès les premiers jours des accidents, et, comme M. Moynier, il avait compris le danger sans en pouvoir reconnaître la cause. Ces deux Messieurs avaient pensé qu'avant tout il fallait aller au secours de la vie menacée; l'opium à faible dose, le sulfate de quinine à dose assez élevée, les boissons légèrement cardiaques, furent très-judicieusement conseillés.

Le lendemain matin, quand je me trouvai réuni à mes deux

confrères, l'état du malade n'avait pas notablement changé, mais peut-être était-il un peu moins mauvais. On nous parla alors d'un petit accident dont on s'était aperçu pendant la nuit : le scrotum était gonflé, l'un des testicules tuméfié et douloureux.

C'était la seule lésion organique un peu notable, et certes elle n'était guère de nature à nous rendre compte de l'appareil symptomatique si terrible dont nous étions témoins.

L'histoire de mon premier malade me revint soudainement en mémoire ; je dis le fait à mes collègues. Je me hasardai à porter un pronostic un peu moins grave, supposant qu'il s'agissait d'une métastase des oreillons.

Les parents, le chef d'institution, interrogés, répondirent que le jeune malade n'avait rien eu les jours précédents qui ressemblât aux oreillons. Il me fallut céder devant des assertions aussi nettement formulées, et la médication de la veille fut continuée.

Le lendemain, le gonflement du testicule et de l'épididyme était beaucoup plus manifeste ; le délire avait cessé, aussi bien que les vomissements et la diarrhée ; la fièvre était encore vive, mais le pouls avait de l'ampleur et la peau était halitueuse.

Quelques jours à peine s'étaient écoulés, que le jeune malade était rendu à sa famille et à la santé.

Alors nous l'interrogeâmes avec soin. Il nous raconta que, deux ou trois jours avant le début des accidents, il avait eu du malaise avec douleur de gorge et gonflement vers l'oreille à l'angle de la mâchoire ; qu'il avait été se promener dans la forêt de Saint-Germain, où il avait été saisi par le froid ; que le gonflement avait diminué le lendemain, et que le jour suivant les accidents terribles signalés plus haut s'étaient manifestés.

B. *Symptômes locaux.* — Les symptômes locaux sont constitués par une douleur plus ou moins vive,

3

siégeant au niveau de la région parotidienne et s'accompagnant de tuméfaction.

La *douleur* est un des premiers symptômes que signale le malade ; elle est plus ou moins vive et occupe les régions parotidienne et maxillaire. Cependant elle offre de grandes variétés au point de vue de l'intensité et du siége. Elle est en général spontanée, mais elle est augmentée par les mouvements de la mâchoire et par la pression.

MM. Rilliet et Barthez ont cru pouvoir établir l'existence d'un certain nombre de points plus spécialement douloureux à la pression : l'un d'eux siégerait au niveau de l'articulation temporo-maxillaire, l'autre en arrière de la mâchoire sous l'apophyse mastoïde, le troisième en regard de la glande sous-maxillaire.

La douleur ne paraît pas être la même à tous les âges ; on a remarqué qu'elle est beaucoup moins vive chez l'enfant que chez l'adulte.

Indépendamment de ces douleurs, Canstatt en signale d'autres qui siégent au cou et aux omoplates, et qu'il explique par les rapports existant entre la parotide et le deuxième nerf cervical.

La *tuméfaction* se montre en même temps que la douleur ou peu de temps après son apparition ; elle siége dans la région parotidienne et gagne souvent les régions voisines. D'abord aplatie, elle devient proéminente ; mais le point le plus saillant se trouve toujours au niveau des régions parotidienne et mastoïdienne ;

elle augmente en général pendant trois ou quatre jours; puis, après être restée quelque temps stationnaire, elle diminue rapidement et disparaît complètement du sixième au dixième jour.

La tuméfaction n'est pas la même dans tous les cas; elle présente, au point de vue de ses dimensions, des différences assez grandes, qui ont été bien étudiées par MM. Rilliet et Barthez. Dans la forme la plus légère, le gonflement est à peine marqué et ne déforme pas les traits; à un second degré, il est plus prononcé; la tumeur devient plus saillante, mais elle reste circonscrite dans les mêmes régions; dans la forme la plus rare, la tuméfaction est très-considérable, elle occupe les côtés du cou et s'étend même jusqu'à la partie supérieure de la poitrine. Dans ces cas, les traits sont déformés, la partie inférieure du visage et le cou sont élargis, les individus ont une physionomie qui les rend méconnaissables. Borsieri avait déjà signalé ces modifications des parties envahies. «*Tumor autem magnitudine varius est*; *modo planior*; *modo eminentior, et quandoque tantus, ut totam faciem effigiemque deformet* [1]. »

La tumeur donne à la palpation une sensation de rénitence un peu élastique; dans certains cas elle paraît molle et pâteuse, mais elle ne conserve jamais l'impression du doigt.

Le gonflement se montre habituellement d'un seul

---

[1] Borsieri, ouvrage cité, tom. III, pag. 330.

côté ; il est plus rare de le voir occuper les deux côtés à la fois. D'après Heyfelder, Canstatt, Rilliet et Barthez, le côté gauche serait plus souvent affecté que le côté droit. Chez les deux malades que nous avons observés dans le service de M. le professeur Dupré, c'est le côté gauche qui a été affecté.

Il arrive très-fréquemment que la tumeur se déplace et qu'elle se porte d'un côté à l'autre ; ce déplacement se voit surtout en temps d'épidémie : il avait déjà été mentionné par Thomas Laghi : « *Rarius utrasque malas simul obsidet tumor, sæpius alteram primum, deinceps transfertur ad alteram.* »

Le plus souvent la peau conserve au niveau de la tumeur la *coloration* normale ; dans d'autres cas, elle présente une rougeur qui est généralement légère, mais qui prend quelquefois l'aspect érysipélateux.

Quels que soient ses caractères, la rougeur s'efface momentanément sous la pression, pour se reproduire ensuite. Ce phénomène a été noté par Thomas Laghi, dans l'épidémie de Bologne ; dans celle d'Édimbourg, Hamilton l'a rencontré chez quelques malades. Le Dr Pélissier a constaté au niveau de l'oreillon un véritable érysipèle sur un enfant de deux ans. Chez l'un des malades que nous avons observés, une rougeur érysipélateuse occupait le front du côté de l'oreillon. Voici le fait.

OBSERVATION IV.

(*Service de M. le professeur* DUPRÉ.)

Oreillon du côté gauche. — Rougeur érysipélateuse au niveau
du front. — Fièvre intermittente antérieure. — Varioloïde
consécutive contractée dans les salles.

Au nᵒ 25 de la salle Saint-Vincent est couché le nommé
Jean P.., âgé de 22 ans.

Ce jeune homme, arrivé depuis quelques jours à Montpellier, est doué d'un tempérament lymphatique et d'une bonne
constitution. Si l'on excepte des croûtes impétigineuses du cuir
chevelu, survenues vers l'âge de 15 ans, on peut dire qu'il a
joui d'une bonne santé jusqu'au mois de septembre dernier.

A cette époque, il contracta à Saint-Gilles des accès de fièvre
intermittente, qui cédèrent parfaitement à l'emploi du sulfate
de quinine.

Le 21 décembre, il passa la nuit dans une chambre mal
fermée, et se trouva pendant douze heures exposé au froid et à
l'humidité ; depuis ce moment, il signale des frissons, du malaise, de la céphalalgie et une douleur au niveau de l'angle de
la mâchoire du côté gauche.

Les frissons se montrent de nouveau les jours suivants, et le
malaise va en augmentant.

Le 24, jour de son entrée à Saint-Éloi, on constate une tuméfaction notable au niveau de la région parotidienne, avec
douleur tensive, mais sans rougeur ; les mouvements de la
mâchoire sont douloureux et difficiles ; il y a de la céphalalgie
et un léger mouvement fébrile. — Soupe, eau vineuse, infusion de mauve et de tilleul, ouate.

Le 25, frissons vagues dans la journée, céphalalgie ; la tuméfaction persiste. — Soupe et pruneaux, quart de vin ; même
tisane.

Le **27**, on note une rougeur érysipélateuse, peu étendue, qui siége au niveau de la racine du nez et du sourcil gauche ; cette rougeur est peu intense et s'efface vers le quatrième jour ; c'est à la même époque que le gonflement parotidien se dissipe.

A peine ce jeune homme était-il guéri de cette maladie, qu'il accuse de nouveau de la céphalalgie, de la douleur à l'épigastre et au niveau de la région lombaire ; il y a du malaise et une fièvre intense ; le troisième jour, quelques papules de varioloïde se montrent, et la fièvre disparaît ; l'éruption fut très-discrète et la maladie de très-courte durée.

Indépendamment des symptômes dont nous venons de parler, on note de la gêne dans les mouvements de la mâchoire, et par suite de la difficulté dans la mastication, dans la déglutition et dans la phonation. Thomas Laghi, Mangor et d'autres observateurs ont signalé ces phénomènes. Les mâchoires sont quelquefois si fortement serrées les unes contre les autres qu'elles laissent à peine passer la pointe de la langue.

On a signalé encore une augmentation de la sécrétion de la salive ; mais ce symptôme est loin d'être constant, et il a manqué dans bien des cas.

Dans les oreillons, les déterminations morbides n'ont pas lieu seulement du côté des glandes salivaires ; on voit chez beaucoup de malades apparaître des orchites qui précèdent ou suivent le développement de l'angine parotidienne et qui se rattachent à la même cause générale que cette dernière.

Depuis Hippocrate, tous les médecins qui ont observé des épidémies d'oreillons ont remarqué la formation de l'orchite coïncidant avec les diverses périodes de la maladie. Thomas Laghi, Hamilton, Rochard, J. Frank, Groffier, Dogny, Larrey, Astley Cooper, Velpeau, Ressiguier, et d'autres encore, ont rapporté des faits qui ne permettent pas de mettre en doute le développement de l'orchite après ou avant la formation des oreillons.

M. Desbarreaux-Bernard et M. le professeur Boyer ont contribué surtout à mettre en lumière les faits d'orchite existant seule, comme manifestation de l'affection sous l'influence de laquelle les oreillons se développent.

Les rapports qu'il peut y avoir entre l'orchite et les oreillons sont multiples. Le plus souvent, le gonflement des parotides existe seul dans tout le cours de la maladie; dans d'autres cas, ce gonflement est suivi de la tuméfaction des testicules. Plus rarement on voit apparaître simultanément ces deux espèces de manifestations.

Tantôt l'orchite ouvre la scène et s'accompagne bientôt du gonflement parotidien; tantôt l'orchite se développe seule pendant le cours d'une épidémie d'oreillons.

Nous nous sommes déjà occupé des phénomènes qui caractérisent les oreillons, nous allons examiner les autres variétés qui peuvent se présenter.

a. Dans la majorité des cas, lorsque l'orchite apparaît, l'engorgement des parotides s'est déjà effacé. Il est peu de médecins qui n'aient observé, dans le cours d'une épidémie d'oreillons, l'orchite métastatique. Parmi les travaux publiés sur cette question, celui du Dr Spire est l'un des plus complets. M. le professeur Boyer, après lui, s'est encore occupé d'une manière spéciale de cette espèce d'orchite.

Tantôt on observe la disparition brusque de la tuméfaction des parotides ; tantôt, au contraire, la résolution se fait d'une manière graduelle, mais cependant beaucoup plus rapide que dans le cas de tumeur phlegmoneuse. A peine la résolution commence-t-elle que l'on voit déjà se manifester l'engorgement d'un testicule ou de ces deux organes à la fois ; quelquefois l'orchite ne dure pas longtemps, elle s'efface bientôt à son tour, et est suivie du retour des oreillons ; les deux affections sembleraient en quelque sorte alterner. Le fait suivant, que nous empruntons à M. Ressiguier, nous offre un exemple d'orchite développée après la disparition de l'oreillon.

OBSERVATION V.

Oreillon et orchite métastatique. (Ressiguier, mém. cité, pag. 28.)

Pierre S...., tailleur d'habits, âgé de 22 ans, est entré à Saint-Éloi le 8 avril 1848 (salle Saint-Vincent, nº 21). Il est d'un tempérament bilieux, d'une constitution forte, et n'a jamais été malade. Sa maladie s'est déclarée il y a dix jours : à cette époque, il a éprouvé du malaise, de l'anorexie et un sentiment de chaleur très-intense dans tout le corps; 24 heures après ce début, il a paru une tumeur au niveau de la parotide gauche, s'étendant jusqu'au-dessous du menton, et que le malade n'a gardé que trois ou quatre jours. Elle a disparu spontanément, sans que le moindre traitement eût eté employé; mais en même temps que la résolution s'est opérée, le testicule droit est devenu rouge, douloureux, tuméfié.

Lorsque le malade est entré, l'orchite datait de six jours ; le testicule avait considérablement grossi pendant les quatre premiers jours ; mais, durant les deux derniers, son volume était resté stationnaire. La douleur s'irradiait le long du cordon spermatique jusque dans l'épigastre. Comme il existait en outre un embaras gastrique bilieux, on fit donner 1 gramme d'ipécacuanha en poudre ; les matières vomies furent peu abondantes ; mais, par l'effet du remède, il survint une diarrhée bilieuse qui soulagea le malade.

Le 9, l'état du testicule est toujours le même.— 15 sangsues sur le trajet du cordon; infusion de mauve et de tilleul; bouillon, crème de riz.

10. Légère diminution dans le volume de la tumeur.—30 gr. huile de ricin, comme moyen révulsif.— Cette purgation accélère le dégorgement du testicule.

Le 12, cet organe a repris son volume normal. Le malade sort quelques jours après.

b. Chez un assez grand nombre de sujets , malgré l'apparition de l'engorgement des testicules , l'oreillon persiste et les deux localisations poursuivent ensemble leur marche. Dans l'épidémie que J. Frank[1] observa à Vienne en 1804, plusieurs jeunes gens étaient affec-

[1] J. Frank; Pathol. méd., tom. V, pag. 34, note 27.

tés à la fois d'angine parotidienne et d'affection testiculaire.

M. le professeur Boyer a vu, dans un cas, l'orchite
et l'oreillon se développer simultanément.

Nous allons rapporter ce fait.

OBSERVATION VI.

Oreillons et orchite catarrhale simultanés du côté droit. —
Guérison prompte de l'orchite celluleuse et vaginale, résolu-
tion de la périépididymite après trois mois. (M. le professeur
Boyer, mém. cité, pag. 143.)

Le 10 janvier 1844, je me rendis auprès de L. Bergmann,
suisse, âgé de 20 ans, garçon brasseur, habitant Strasbourg
depuis huit mois. Ce malade, qui n'avait aucun état morbide
des voies urinaires, ainsi que je m'en assurai, et qui m'affirma
n'en avoir jamais eu, avait été atteint, le 4 janvier, d'une fièvre
catarrhale gastrique très-prononcée.

Le 7, il avait ressenti au testicule droit une douleur vive,
bientôt suivie de gonflement; en même temps, une fluxion s'é-
tait faite sur les régions parotidienne, maxillaire, cervicale
supérieure du même côté. La fièvre catarrhale avait beaucoup
diminué à partir de ce moment, à mesure que la fluxion parotidienne et testiculaire avait fait des progrès.

Le 9, l'orchite étant très-douloureuse, B... y plaça un cataplasme de mie de pain ; le mal augmentant encore, mes soins
furent réclamés. Voici ce que j'observai : pas de fièvre, langue
très-saburrale, inappétence, gonflement œdémateux avec un
peu de douleur dans la région atteinte d'angine parotidienne ;
un peu de salivation. Scrotum à droite tendu, très-rouge,
chaud, douloureux ; œdème et empâtement du tissu cellulaire,
s'étendant autour de l'épididyme et du cordon, épanchement

notable dans la vaginale avec fluctuation, douleur dans toutes ces parties augmentant par la pression, canal déférent normal.

Prescriptions : Deux grains tartre stibié, large cataplasme laudanisé sur le scrotum, boissons diaphorétiques. — Vomissements copieux, une selle le soir, transpiration abondante.

Le 11, amélioration dans l'état gastrique; la résolution de l'angine parotidienne marche rapidement, pas de changement dans l'orchite. Application de dix sangsues (cinq au périnée, cinq sur le trajet du cordon); cataplasme continué, potages.

Le 12, l'orchite commence à décroître; la résolution s'opère surtout du côté du scrotum. — Cataplasme, quelques aliments.

Le 13, 45 grammes huile de ricin, bouillon le soir; cinq selles, la diaphorèse persiste.

Le 14, la résolution a fait des progrès; le scrotum est à peu près normal, le cordon légèrement empâté; engorgement assez prononcé autour de la queue de l'épididyme, douleur sous la pression. Plus de traces d'oreillons.

Le 16, B... reprend ses occupations habituelles, en se ménageant pour ses aliments et s'abstenant de boissons fermentées. — Suspensoir, frictions iodurées. Après deux mois, l'induration épididymique est à peine appréciable; trois mois plus tard, son état est parfaitement normal.

Le Dr Ressiguier rapporte que, dans l'épidémie de Montpellier, plusieurs malades virent la tumeur des bourses paraître en même temps que les oreillons.

Dans ces cas, la parotidite et l'orchite marchent de front; «cette circonstance dit Niemeyer[1], rend probable

---

[1] Niemeyer; Éléments de pathologie interne et thérapeutique, trad. par Culmann et Sengel. Paris, 1865, tom. I, pag. 480.

une communauté d'origine de ces deux affections, et prouve en même temps que l'invasion de l'une des deux inflammations n'est pas la *conséquence* de la disparition de l'autre. »

c. Chez d'autres sujets, le gonflement testiculaire se montre le premier, et il est bientôt suivi du développement de l'oreillon, mais ces faits sont rares ; les oreillons consécutifs aux orchites sont beaucoup moins fréquents que les orchites qui se montrent après l'angine parotidienne.

Parmi les observations que relate dans son mémoire le Dr Groffier, on trouve l'histoire d'un malade chez lequel l'engorgement du testicule fut primitif et fut suivi, quelques jours après sa disparition, d'une angine parotidienne [1].

M. Ressiguier mentionne l'histoire d'un soldat du 2e génie qui arriva à l'hôpital au déclin de sa maladie, et qui assura que celle-ci avait débuté par une tumeur au testicule gauche, à laquelle avait succédé, quelques jours après, une parotide du même côté [2].

Le Dr Lynch rapporte que dans une famille où tous les membres furent atteints d'oreillons, il y en eut un chez lequel la maladie apparut d'abord dans les testicules ; les glandes salivaires s'engorgèrent consécutivement [3].

[1] Groffier, mémoire cité, pag. 321.
[2] Ressiguier, mémoire cité, pag. 11.
[3] *Dubl. quart. Journ.*, 1256.

Le Dr Rizet cite plusieurs cas d'orchite précédant de quelques heures ou de plusieurs jours l'apparition des oreillons [1].

Sur douze cas d'orchite primitive, M. le professeur Boyer a vu sept fois l'angine parotidienne se développer après la disparition de l'engorgement du testicule.

d. L'orchite peut exister seule, indépendamment de toute altération des parotides. Un pareil fait a été signalé de tout temps. Déjà Hippocrate l'avait observée dans l'île de Thasos. Ainsi que l'établissent Muret, le Dr Spire et d'autres médecins, le Père de la médecine a voulu parler d'orchite dépendant de l'affection sous l'influence de laquelle se développe l'oreillon, et non d'une métastase. C'est là aussi l'opinion de M. le professeur Boyer. « Hippocrate, dit-il, mentionne évidemment plusieurs catégories de malades bien distinctes : les uns eurent des oreillons œdémateux, très-bénins, sans orchite ; les autres, des orchites catarrhales intenses, simples ou doubles, sans oreillons. »

Dans l'épidémie d'oreillons qui régna à Vienne en 1804, J. Frank a observé l'orchite seule chez quelques jeunes gens, tandis que d'autres présentaient à la fois l'angine parotidiene et l'orchite [2].

En 1808, Sédillot publia dans son *Journal de mé—*

---

[1] Rizet, mémoire cité. (Gaz. des hôpit., pag. 78.)
[2] Frank, ouvrage cité, tom. V, pag. 34, note 27.

decine trois observations d'orchite primitive, recueillies par Bourges, médecin de la grande armée.

Nous allons reproduire l'une d'elles.

OBSERVATION VII.

Orchite au déclin de la fièvre catarrhale (neuvième jour). — Guérison au trente-septième jour. (Bourges.)

G....., soldat, entra dans le mois de janvier à l'hôpital de Varsovie.

Malade depuis trois jours, il avait une fièvre continue, avec toux et symptômes gastriques. On lui administra un vomitif, des potions calmantes, la tisane stibiée ; il y eut une amélioration sensible le huitième jour. Le neuvième, fièvre nulle, gonflement du testicule gauche, avec douleur et chaleur ; la tuméfaction augmente pendant trois jours, le testicule atteint le volume d'un œuf de dinde ; scrotum rouge, tendu, douloureux ; pas de fièvre, pas de toux , appétit. Applications résolutives et sédatives (eau de Goulard, avec quelques gouttes de laudanum); persistance de cet état jusqu'au vingtième jour. Le trentième, le scrotum se détend, le testicule diminue de grosseur ; le gonflement est tout à fait dissipé le trente-septième jour.

Dans l'épidémie de Genève, sur 23 observations d'orchite, Rilliet en mentionne deux qui se sont montrées sans oreillons, et il ajoute : « Plusieurs de nos confrères, et entre autres MM. les Drs Julliard et Mayor, ont observé des cas d'orchite sans oreillon qui ne rentrent pas dans ce résumé [1]. »

[1] Mémoire cité. (Gaz. méd. de Paris, 1850, pag. 43.)

Le Dr Ressiguier a recueilli dans les salles de la clinique médicale de Montpellier un fait qui démontre que l'orchite peut se déclarer primitivement avec tous les symptômes généraux qui précèdent ou accompagnent la formation des oreillons.

OBSERVATION VIII.

Orchite survenue spontanément sans avoir été précédée d'oreillons. (Ressiguier, mém. cité, pag. 28.)

Auguste T..., âgé de 18 ans, cultivateur, d'une bonne constitution et d'un tempérament lymphatique, entra le 20 mars à l'hôpital (salle Saint-Vincent, n° 5). Le 8 du même mois, sa maladie avait débuté par des frissons, des douleurs vagues dans les membres et les articulations; il n'en continua pas moins ses travaux ordinaires. Cependant il survint beaucoup de malaise, de l'agitation pendant la nuit, et par moments des bouffées de chaleur.

Le 15, le testicule gauche devint douloureux, rouge, tuméfié, et acquit en moins de deux jours trois fois son volume; la marche devint pénible à cause des tiraillements déterminés par le poids du testicule sur le cordon spermatique. Le jour de son entrée, le malade avait encore de la fièvre : on chercha à déterminer si l'orchite n'était pas l'effet d'une métastase ou d'une maladie vénérienne; les renseignements donnés par le malade ne justifiaient aucun de ces diagnostics. On attribua l'orchite à la constitution épidémique qui régnait alors. Comme il n'y avait aucune indication urgente à remplir, et qu'il s'était établi une légère transpiration, on laissa à la nature le soin de faire la crise de la maladie. Une infusion de tilleul, un régime léger, des cataplasmes émollients sur la tumeur, furent les seuls remèdes employés. Le malade sortit guéri le 26 mars.

En 1860, le Dr Desbarreaux-Bernard observa à
Toulouse huit cas d'orchite primitive survenant pendant le cours d'une épidémie d'oreillons. Il les a publiés
sous le nom d'*orchite catarrhale*. Un des malades dont
il rapporte l'histoire était atteint d'orchite pendant que
son frère présentait un oreillon. Nous allons citer ce
fait, qui, à cause de cette circonstance, nous paraît
offrir un grand intérêt.

OBSERVATION IX.

Orchite catarrhale chez un enfant de 13 ans. — Envahissement
de l'épididyme. (Desbarreaux-Bernard, mém. cité, pag. 8.)

M. H..., 13 ans et demi, éprouve, pendant quelques jours,
de la douleur et de la pesanteur aux bourses. La douleur ayant
augmenté, il avoue ses souffrances, et M. Desbarreaux-Bernard est appelé le 1er juillet 1859. Le testicule droit présente
une tumeur parfaitement ronde, rénitente, douloureuse au tou-
cher; elle est uniforme, sans bosselures; épididyme normal,
peau scrotale légèrement rosée; le testicule droit descend plus
bas que le gauche. Un léger état muqueux, avec fièvre, inappétence, soif, constipation, attestait l'influence de la constitution
régnante. Le repos au lit, la chaleur du testicule entretenue
avec de la ouate, des boissons délayantes, un régime sévère,
suffirent pour combattre cette affection. Néanmoins, le repos
au lit n'ayant pas été strictement observé, le gonflement du testicule envahit, vers la fin de la maladie, une portion de l'épididyme.

Le frère cadet du jeune H... était, dans le même temps,
atteint, du côté droit, d'un oreillon accompagné d'un état
muqueux très-prononcé.

Après avoir constaté chez quatre malades le développement de l'orchite en l'absence de tout oreillon
antérieur ou postérieur à l'engorgement testiculaire,
M. le professeur Boyer a fait une étude très-complète
de cette espèce d'orchite.

Quelle que soit l'époque d'apparition de la lésion du
testicule, elle présente des phénomènes locaux iden-
tiques.

Le scrotum devient le siége d'un gonflement œdémateux et représente une tumeur peu dure, pâteuse,
rarement couverte de rougeur. Ce gonflement tient en
grande partie, sinon exclusivement, à l'engorgement du
testicule. Celui-ci atteint rapidement deux ou trois fois
son volume naturel, il devient plus lourd, plus résistant
que de coutume, et en général il est peu douloureux
à la pression. Dans tous les cas, le testicule conserve
sa forme primitive, il reste arrondi en avant, aplati
sur les côtés.

La tuméfaction est augmentée, tantôt par l'infiltration
du tissu cellulaire, tantôt par un léger épanchement
dans la tunique vaginale. Il n'est pas rare de voir
l'engorgement s'étendre à l'épididyme et au cordon
spermatique, et devenir très-sensible au moindre tiraillement.

Dans les cas légers, cet engorgement n'exerce qu'un
tiraillement médiocre sur le cordon spermatique.

Dans les cas plus graves, le malade accuse des dou-

4

leurs le long des cordons spermatiques et un sentiment de pesanteur au périnée. Mais si l'engorgement devient plus considérable , les douleurs sont plus aiguës , pongitives, et s'étendent aux aines, aux lombes et au périnée.

L'engorgement testiculaire n'est pas toujours douloureux. Aussi , lorsque l'orchite arrive consécutivement aux oreillons, elle peut s'opérer à l'insu des malades. Chez plusieurs sujets, on a observé , avant le développement de l'orchite , une recrudescence des symptômes fébriles. Les observations publiées par M. Trousseau (OBS. II et III), et que nous avons reproduites, en sont un exemple. Dans quelques cas signalés par M. Ressiguier , le déplacement de la fluxion fut précédé de douleurs à l'épigastre.

Il ne faut donc pas attendre, pour examiner les testicules, que le malade accuse de la douleur dans ces organes. Lorsqu'on voit l'engorgement parotidien diminuer considérablement de volume, vers le deuxième ou troisième jour, on doit se méfier d'un déplacement du mouvement fluxionnaire et surveiller l'état des testicules.

On a remarqué que ce sont les parotides les plus légères qui s'accompagnent le plus généralement d'orchites ou d'engorgements mammaires ; ces manifestations, par contre, sont plus rares quand la parotide ou les parotides sont fortement engorgées.

Le Dr Rizet a surtout fait cette remarque dans l'é-
pidémie d'Arras observée en 1864[1].

On voit généralement le gonflement borné à un seul
testicule. Mais l'engorgement peut se déplacer, comme
nous l'avons déjà dit pour les oreillons ; il peut quitter
le testicule primitivement affecté, pour se porter sur
l'autre. Dans le cas d'orchite secondaire, la lésion de
cet organe se montre de préférence du côté où siégeait
la parotide. Si les oreillons sont doubles, l'orchite
consécutive est habituellement double ; mais lorsque,
après la disparition des deux oreillons, un seul testicule
est affecté, la lésion siége plutôt du côté où la parotide était le plus engorgée.

Gaspari, déjà, en 1714, avait observé que l'engorgement du testicule se montrait du côté où l'oreillon
était le plus prononcé. Cependant, il n'y a pas toujours
rapport direct entre le siége de l'oreillon et celui de
l'engorgement du testicule : ainsi, le déplacement du
mouvement fluxionnaire n'a pas toujours lieu sur le
testicule correspondant, et l'orchite n'est pas toujours
double, bien que les deux parotides soient engorgées.

Dans l'épidémie de Montpellier rapportée par le
Dr Ressiguier, le déplacement ne se faisait pas toujours
sur le testicule du même côté ; le contraire se présentait dans beaucoup de cas, plus nombreux peut-être

[1] Rizet ; Note sur une épidémie d'oreillons. (Bulletin médical
du nord de la France, décembre 1865.)

que ceux où il s'était opéré sur le testicule correspondant.

Le Dr Rizet, dans l'épidémie d'Arras, signale, rela-
tivement à l'invasion testiculaire, un effet assez curieux qu'il appelle croisé. La parotide droite se prenait
après le testicule gauche, la parotide gauche suivait
enfin le testicule droit. Pareil croisement fut observé
chez les petits garçons, dont les mamelles furent engorgées.

Cette localisation affecte une marche analogue à
celle des oreillons. Dès que le gonflement des testicules
est produit, les phénomènes fébriles disparaissent.
Après le quatrième ou le cinquième jour, l'engorgement commence à diminuer, et vers le huitième ou le
douzième il est complètement effacé.

D'autres localisations peuvent encore avoir lieu ; on
a signalé l'engorgement des mamelles. Dans une épidémie qui régna à Florence, Cavallini[1] a vu la tuméfaction des parotides alterner avec celle des mamelles
chez les filles. Dans ce cas, la malade accuse une
tension vers l'épigastre et dans les aisselles.

Les ovaires sont quelquefois envahis. « Dans d'autres
cas, dit Niemeyer, un endolorissement dans la région
de l'un ou de l'autre ovaire, endolorissement qui augmente à la pression, fait supposer que ces organes,

[1] Cité par Ozanam, tom. II, pag. 310.

comme chez les hommes les testicules, sont devenus le siége d'une inflammation légére[1].»

Dans l'épidémie d'Arras, dont le Dr Rizet a donné la relation, deux femmes, âgées l'une 29 ans et l'autre de 32, présentèrent des douleurs très-intenses dans le petit bassin paraissant provenir des ovaires[2]. »

On trouve dans la *Gazette médicale de Lyon* (année 1866) l'histoire d'une jeune fille de 16 ans qui, à la suite d'un oreillon ayant envahi successivement les deux côtés, présenta un empâtement douloureux de l'ovaire droit.

Chez d'autres malades, le pubis, les grandes lèvres, le vagin sont envahis. La femme éprouve alors des douleurs aux lombes, au pubis et aux aines, un picotement dans le vagin, avec une apparition des règles hors de l'époque habituelle. M. le professeur Dupré a vu un prurit vaginal avec leucorrhée suivre la disparition de l'oreillon. J. Frank a observé à Vilna, en 1816, un cas de métastase sur l'aine.

Mais l'affection dont nous parlons ne se localise pas seulement sur les glandes; elle peut se porter sur le cerveau, les yeux, les poumons, l'estomac, les intestins, etc...

Hamilton fait observer que la disparition des oreillons ou de l'orchite peut être suivie de convulsions, de délire et de mort.

[1] Niemeyer, ouvrage cité, pag. 480.
[2] Rizet, mémoire cité.

Groffier a eu plusieurs fois l'occasion de remarquer que le transport des ourles a lieu sur les poumons, l'estomac, les intestins, les yeux, etc....

Dans une épidémie observée par Borsieri, les malades étaient pris de vomissements au déclin de la maladie ; cet accident dépendait d'une métastase sur l'estomac.

Dans un cas constaté par le Dᴿ Ressiguier, la disparition des oreillons fut suivie d'une vive douleur à l'épigastre, mais il n'y eut pas de vomissements ; le lendemain une orchite se montra et fit cesser la douleur [1].

III. *Terminaison*. — En général, l'engorgement parotidien se termine par résolution. Chez les six malades qui furent atteints d'oreillons dans le service de M. le professeur Combal, et chez les deux que nous avons observés dans celui de M. le professeur Dupré, on a constaté ce mode de terminaison.

La résolution a lieu ordinairement à la suite de sueurs copieuses qui le plus souvent sont générales et quelquefois limitées derrière les oreilles ; dans d'autres cas, la maladie se termine après une diarrhée ou des urines abondantes.

Dans l'épidémie de Bologne rapportée par Thomas Laghi, les oreillons se jugeaient par une diarrhée, par des sueurs ou des urines abondantes.

[1] Ressiguier, mémoire cité, pag. 16.

Mangor a vu le septième jour des sueurs copieuses faire diminuer rapidement le gonflement parotidien.

Canstatt[1], tout en admettant que la maladie peut se résoudre sans crise, signale comme phénomène habituel, à l'époque de la résolution, l'apparition d'une transpiration abondante qui, limitée d'abord à la tumeur, devient ensuite générale, et il indique comme des symptômes plus rares les urines sédimenteuses, la diarrhée, les vomissements bilieux.

Lorque la résolution doit avoir lieu, la fièvre et les autres symptômes diminuent, la tumeur se ramollit graduellement, elle devient flasque, la peau se ride, et la maladie se dissipe vers le septième ou huitième jour. Dans les cas très-légers, elle ne dépasse pas quatre ou cinq jours. Ainsi, au plus fort de l'épidémie observée à Genève par Rilliet, et dans les familles dont plusieurs membres étaient atteints, il arrivait qu'un ou deux enfants étaient pris de fièvre, de malaise et d'un très-léger gonflement de la glande sous-maxillaire, sans aucune déformation apparente du visage. Au bout de trois ou quatre jours, tout était dissipé[2].

La terminaison par suppuration est très-rare; cependant on en trouve des exemples dans les auteurs. Dionis rapporte que, durant un été, ces tumeurs furent très-fréquentes chez les demoiselles de Saint-Cyr, et

---

[1] Cité par Rilliet et Barthez, tom. II, pag. 612.

[2] Rilliet et Barthez, ouvrage cité, tom. II, pag. 612.

se terminèrent presque toutes par un petit abcès qu'on fut obligé d'ouvrir [1].

La suppuration est annoncée par l'intensité des symptômes locaux ; la peau se tend de plus en plus, elle devient rouge ; le malade accuse une douleur pulsative, lancinante et une pesanteur incommode. Bientôt, dans le point le plus élevé de la tumeur, on constate de la fluctuation ; ce phénomène devient de plus en plus apparent ; il augmente et s'étend du centre à la circonférence.

Si le sujet est scrofuleux, l'oreillon peut devenir le point de départ d'une adénite diathésique. Chez un enfant de huit ans, MM. Rilliet et Barthez ont vu une induration scrofuleuse succéder rapidement aux oreillons et atteindre un haut degré d'intensité.

On a cité encore l'anasarque comme terminaison des oreillons. Dans une lettre adressée à Borsieri et publiée par ce dernier [2], Pratolongo, médecin italien, affirme que cette terminaison, qu'il a eu l'occasion d'observer, ressemble à celle qu'on remarque quelquefois après la scarlatine, et il en conclut qu'il existe une grande analogie entre ces deux maladies. On peut se demander si, dans les faits invoqués par le médecin italien, il n'y aurait pas eu erreur de diagnostic et si

---

[1] Dionis ; Cours d'opérations de chirurgie, tom. II, pag. 638. Paris, 1782.

[2] Borsieri, ouvrage cité, tom. III, pag. 325.

l'on n'aurait pas eu affaire à une parotide scarlatineuse et non à un véritable oreillon.

Chez certains sujets, l'angine parotidienne s'accompagne d'un sentiment de lassitude et d'énervation qui lui succède pendant quelque temps. MM. Rilliet et Barthez ont vu plusieurs malades qui, au bout de quinze jours à trois semaines, n'avaient pas encore repris leur santé habituelle, et s'étonnaient qu'une maladie aussi légère eût pu produire un si grand abattement.

Dans tout ce qui précède, nous nous sommes occupé seulement de la terminaison de l'engorgement parotidien; il nous reste à étudier celle de l'orchite.

Dans la majorité des cas, l'orchite a une durée moyenne de huit à douze jours; elle se termine habituellement par résolution complète. Cette terminaison a lieu à la suite d'une sueur plus ou moins abondante qui survient au niveau des parties engorgées et qui s'accompagne en général d'une transpiration de toute la surface du corps.

L'infiltration celluleuse et l'épanchement vaginal se résorbent en peu de jours; mais l'induration périépididymique se prolonge davantage. M. le professeur Boyer l'a perçue encore après trois mois, et M. le professeur Courty après plusieurs années.

Il est rare qu'il se forme des abcès. Bourges et le professeur Boyer ont vu chacun cette terminaison dans un cas.

Une terminaison très-rare est celle qui a lieu par gangrène. Elle a été signalée par Ravaton : « J'ai vu, dit-il, le gonflement des parotides disparaître du soir au matin, se porter sur les bourses, les gonfler et y causer une gangrène prompte. » Cet accident, ajoute-t-il, est plus effrayant que dangereux.

Une conséquence de l'orchite consécutive aux oreillons est l'atrophie du testicule. Ce fait, signalé par quelques observateurs, est en général peu connu ; la plupart des auteurs n'en font aucune mention. Nous en exceptrons toutefois Hamilton, Murat, Dogny, Rilliet et surtout M. le professeur Grisolle, qui, en 1866, a consacré une leçon clinique à l'étude de ce mode de terminaison de l'orchite particulière aux oreillons [1].

Murat [2] fait remarquer que l'atrophie du testicule succède le plus souvent à l'orchite qui accompagne ou suit le développement des oreillons ; mais il ne rapporte aucun fait à l'appui de son assertion.

Le Dr Hamilton, cité par Curling dans son livre sur les *Maladies du testicule*, en a vu deux cas.

Le Dr Humphry, auteur du chapitre consacré aux maladies des organes génitaux de l'homme, dans le *System of surgery*, de Holmes, rapporte qu'il a été ré-

[1] Grisolle; De l'atrophie des testicules consécutive aux oreillons. (Gaz. des hôpit., 1866, pag. 221.)
[2] Murat.

cemment consulté par un malade atteint de cette espèce d'atrophie.

Dans l'épidémie observée par Dogny en 1828, sur 87 cas d'oreillons, 27 malades eurent des orchites. Le gonflement ne fut pas intense et céda rapidement à une médication peu énergique ; et cependant, sur les 27 soldats, la maladie se termina par l'atrophie du testicule. Dans aucun cas, il ne lui fut possible de remédier à cet accident et d'en arrêter la marche.

Dans le Mémoire publié en 1850, dans la *Gazette médicale*, le Dr Rilliet cite deux cas d'atrophie des testicules, survenue chez des adultes.

Enfin, M. Grisolle mentionne plusieurs faits dont il a été témoin. Nous empruntons au savant professeur l'observation suivante, qu'il a citée dans la leçon clinique dont nous avons parlé.

OBSERVATION X.

Oreillons. — Orchite. — Atrophie du testicule. (Grisolle ; Gaz. des hôpit., 1866.)

Au n° 11 de la salle Sainte-Jeanne est couché un jeune homme, âgé de 22 ans, et doué d'une bonne constitution. Il n'a point eu de maladies sérieuses, si ce n'est une pneumonie, il y a quelques années. Il est entré à l'hôpital le 2 mars dernier, pour une fièvre typhoïde dont le début remontait au 27 février. Cette fièvre revêtit, à un haut degré, la forme adynamique et s'accompagna de phénomènes thoraciques graves, qui mirent sa vie en danger.

En examinant ce malade, le soir de son entrée à l'hôpital,

nous fûmes frappé du petit volume de son testicule droit, qui était mou, flasque, et moitié moins gros que celui du côté opposé. L'atrophie ne portait que sur le corps même de l'organe, et l'épididyme semblait parfaitement normal.

Nous apprîmes alors que, vers la fin de janvier, ce malade avait été admis, pour des oreillons, dans un des hôpitaux de Paris.

Les oreillons duraient depuis onze jours, quand survint un gonflement douloureux du testicule droit, qui persista pendant huit jours.

Lorsqu'il sortit de l'hôpital, il se croyait parfaitement guéri : le testicule était revenu à son état normal et n'était le siége d'aucune douleur. Mais quelques jours après, il s'aperçut lui-même, notons le fait, que son testicule droit avait diminué sensiblement de volume.

Cette atrophie n'est pas aussi rare qu'on pourrait le croire; M. Grisolle est convaincu qu'on la trouverait plus souvent si on la recherchait avec soin. Aussi la rareté n'est-elle ici qu'apparente et ne tient-elle qu'à un défaut d'observation [1]. Dans l'espace de quatre ans, ce médecin a reconnu quatre cas de ces atrophies, deux dans un établissement universitaire et deux à l'hôpital.

D'après les faits qu'il a observés, l'atrophie succède immédiatement à l'engorgement du testicule. Au bout de quelques jours, la diminution du volume s'arrête et persiste fort longtemps. Dans un cas, il l'a constatée encore trois ans après la disparition de l'orchite. Rilliet a revu un de ses malades dix mois après, et il a

[1] Gaz. des hôpit., 1866, pag. 221.

trouvé le testicule dans le même état de réduction.

On s'est demandé si le testicule pouvait reprendre le volume et la consistance qu'il avait primitivement ; mais, dans l'état actuel de la science, il est difficile de répondre par l'affirmative. M. Grisolle pose la question sans la résoudre, cependant il fait remarquer qu'il est peut-être permis de conserver encore quelques espérances.

. On s'est demandé encore quelle était l'influence de cette atrophie sur la sécrétion des spermatozoaires. On ignore actuellement si le testicule ainsi atrophié est toujours apte à sécréter ces animalcules. M. Grisolle est disposé à admettre qu'il ne fonctionne plus comme un testicule sain.

Cette atrophie est très-étrange et l'on ne sait comment l'expliquer ; on sait qu'elle est particulière à l'orchite qui accompagne les oreillons. Dans les autres espèces d'orchite , le testicule a plutôt de la tendance à s'hypertrophier.

M. Grisolle croit pouvoir invoquer deux circonstances importantes, à savoir : le siége de l'affection d'une part, et de l'autre sa nature spécifique.

Le corps seul du testicule étant affecté dans l'orchite suite d'oreillon, on comprend que l'atrophie du testicule puisse survenir à la suite d'une orchite parenchymateuse.

De plus, les oreillons ne sont pas constitués par une maladie locale ; on doit rattacher les diverses localisations à une affection générale qui les met en jeu et les domine. Il y a là une sorte d'infection qui permet jusqu'à un certain point d'expliquer l'atrophie consécutive à l'orchite qui accompagne cette maladie.

« On ne peut se défendre, dit M. Grisolle, de rapprocher cette atrophie de celle qui survient dans certaines intoxications, et notamment dans l'intoxication iodée. Il est évident qu'il y a sur la nutrition, dans l'un comme dans l'autre cas, une influence dont la nature nous échappe. » Nous nous bornons à reproduire l'opinion de M. Grisolle, tout en reconnaissant combien il est difficile de donner l'explication d'un pareil fait morbide.

Contentons-nous d'enregistrer ce phénomène, et de noter la fréquence de l'atrophie du testicule à la suite de l'orchite qui se développe sous l'influence de la même cause que les oreillons.

Nous avons vu que l'engorgement des parotides, chez un individu préalablement scrofuleux, pouvait devenir le point de départ d'une induration chronique de nature diathésique. Pareille terminaison peut avoir lieu pour le testicule après une orchite. Dans un cas, le Dr Dogny a vu cette atrophie devenir le point de départ d'un cancer du testicule.

Quelle que soit la forme sous laquelle la maladie se présente, on voit, dans un assez grand nombre de cas, l'engorgement des parotides ou celui des testicules disparaître brusquement et être suivi immédiatement d'une manifestation nouvelle dans un autre point de l'économie. Le fait le plus commun est celui qui se rapporte à la disparition des oreillons et au développement consécutif de l'orchite. Dans d'autres cas, la disparition de cette dernière peut être suivie du retour de l'angine parotidienne. Enfin, dans quelques cas, on a remarqué que le gonflement des régions parotidiennes pouvait de nouveau disparaître et être suivi du gonflement des testicules. Cette alternative s'est reproduite à plusieurs reprises chez le même malade.

Chez d'autres sujets, lorsque le gonflement des parotides ou des testicules s'affaisse rapidement, la fièvre se montre de nouveau, il survient des accidents cérébraux dont nous parlerons plus tard.

Dans tous ces faits, nous ne saurions voir un mode de terminaison des oreillons et de l'orchite. La maladie n'est pas terminée, elle persiste ; il y a seulement un déplacement des actes morbides.

Si l'on considère, en effet, que l'orchite consécutive aux oreillons n'exerce le plus souvent aucune influence appréciable sur la marche de ces derniers, et que ces deux manifestations morbides peuvent exister simultanément ; si l'on tient compte aussi des cas dans lesquels l'orchite précède l'oreillon, et de ceux où l'engorgement des testicules existe sans parotidite sur le même sujet, dans une famille où d'autres malades sont affectés d'oreillons, on est porté à admettre

que l'orchite et les autres désordres locaux ne sont que
des manifestations diverses d'un même principe morbide, et que ces manifestations peuvent être indifféremment simultanées, successives ou alternatives. Les
anciens croyaient à l'existence d'une métastase;
mais du moment qu'il est admis, ainsi que nous le
dirons plus tard, que les oreillons sont constitués par
une affection générale, on conçoit comment cette affection peut donner naissance à la fois ou successivement,
en des lieux divers, à différents processus morbides,
sans qu'il soit nécessaire d'admettre une métastase.
« Dès-lors, dit M. le Dr Barnier [1], de même que dans
le rhumatisme, où l'on voit une arthrite succéder à
une autre, une pleurésie, une endocardite succéder à
une arthrite ; de même que dans la scarlatine on voit
successivement l'angine, l'éruption cutanée et l'albu-
minurie, de même on comprend dans les oreillons des
manifestations pathologiques successives ou contem-
poraines. »

IV. *Lésions anatomiques.* — Les oreillons se terminent rarement par la mort; c'est dire que les occa-
sions qui puissent permettre de constater le siége exact
de la maladie sont extrêmement rares. Aussi, on ne
connaît pas positivement la nature des lésions qui caractérisent cette maladie.

[1] Réforme médicale, numéro du 24 mars 1867, pag. 78.

On a placé tour à tour le siége du mal dans les vais-
seaux et les ganglions lymphatiques, dans le tissu
cellulaire et dans la peau qui avoisine les parotides,
dans les glandes salivaires elles-mêmes. Il est fort probable que toutes ces parties peuvent être affectées
isolément ou simultanément.

La mollesse de l'engorgement parotidien et son extension au-delà du siége des glandes salivaires et des
ganglions lymphatiques, prouvent que le tissu cellulaire est principalement atteint ; mais la persistance
d'un noyau dur, pendant quelques jours, au niveau de
la parotide et de la glande sous-maxillaire, démontre
aussi que les glandes salivaires et les ganglions lymphatiques participent à la lésion.

Considérant que le testicule, qui est une glande, et
la mamelle, sont également affectés par la maladie,
Valleix a cru voir dans ce rapprochement une forte
présomption en faveur de l'opinion que c'est bien la
glande salivaire elle-même qui est malade en pareil
cas.

Le développement rapide de la tuméfaction, sa disparition brusque, le peu de douleur qui l'accompagne,
et la conservation de la couleur de la peau, permettent
d'établir que le gonflement est plutôt constitué par
une fluxion sanguine que par une véritable phlegmasie.
Cependant, il est des cas où la maladie aboutit à une
véritable inflammation, c'est lorsqu'elle se termine par
suppuration. Il est donc naturel d'admettre, avec

MM. Rilliet et Barthez ; que les oreillons sont locale-
ment constitués par une fluxion sanguine terminée
par un œdème aigu, ou par une phlegmasie qui occupe
principalement le tissu cellulaire des glandes salivaires,
et quelquefois les glandes elles-mêmes.

Si l'on considère les lésions qui ont lieu du côté du
testicule, on trouve que la maladie consiste principalement dans une fluxion sur le tissu cellulaire sous-
scrotal, sur la tunique vaginale et la peau des bourses. La maladie envahit quelquefois le tissu cellulaire
périépididymique et celui du cordon ; mais, d'après
M. le professeur Boyer, le testicule lui-même resterait
habituellement sain.

III. — COMPLICATIONS.

Les complications des oreillons sont nombreuses :
tantôt ce sont des états morbides généraux qui se développent en même temps que cette affection et en
modifient la physionomie ; tantôt c'est la lésion d'un
organe qui se surajoute aux localisations propres à la
maladie elle-même, et vient aggraver le pronostic, au
moment où tout semblait faire espérer une terminaison
heureuse.

Ces diverses complications dépendent des conditions individuelles et des circonstances antérieures qui

ont agi sur l'individu en même temps que la cause spécifique sous l'influence de laquelle a eu lieu le développement de l'oreillon.

A. *Complications générales.* — Parmi les états généraux qui peuvent compliquer les oreillons, il en est cinq sur lesquels nous appellerons particulièrement l'attention ; ce sont : l'affection catarrhale, l'élément périodiqne, les états inflammatoire, bilieux et typhoïde.

a. La complication catarrhale est sans contredit la plus commune de toutes. Nous l'avons constatée chez les deux malades que nous avons observés dans le service de M. le professeur Dupré. Il semble que cette affection ait pour les oreillons une prédilection aussi grande que celle qu'elle paraît avoir pour la rougeole, que celle de l'état gastrique pour l'érysipèle. C'est sans doute la fréquence de cette complication qui a fait considérer les oreillons, par beaucoup d'auteurs, comme une des formes multiples de l'affection catarrhale , de même que pour certains médecins l'érysipèle dépendrait toujours d'un état bilieux. Le printemps et l'automne, les variations brusques de température, les lieux bas et humides, le tempérament lymphatique, rendent compte le plus souvent de cette complication. Lorsqu'elle existe, on observe surtout la fièvre préliminaire de l'engorgement parotidien ; on constate alors des frissons vagues alternant avec des bouffées de chaleur, des douleurs dans les membres, du coryza, de l'irritation à la gorge. En outre, la fièvre présente des exacerbations qui ont lieu dans la soirée.

b. La complication périodique n'est pas rare ; on la rencontre généralement dans les localités maréca-geuses. Elle est fréquente à Montpellier et sur tout le littoral de la Méditerranée ; cependant elle n'a pas été notée par le Dr Ressiguier. « Dans les salles de l'hôpital Saint-Éloi, dit-il, l'état inflammatoire, le bilieux et l'ataxique sont les seuls que l'on a remarqués [1]. »

Sur six malades atteints d'oreillons en 1864, dans le service de M. le professeur Combal, trois présen-tèrent cette complication.

Le Dr Thierry de Maugras, qui a observé une épi-démie d'oreillons en Afrique, signale cette complica-tion ; l'observation suivante, empruntée à cet auteur, nous en offre un exemple.

OBSERVATION XI.

Oreillon gauche compliqué de fièvre intermittente quotidienne.
(Thierry de Maugras, thèse citée, pag. 16.)

Jean D..., voltigeur au 5e bataillon, est atteint le 5 mars de céphalalgie, de malaise dans tous les membres, de chaleur au visage et dans tout le corps, d'agitation pendant la nuit, de douleur lombaire, etc.

---

[1] Ressiguier, mémoire cité, pag. 22.

Dans la soirée du 5, il s'aperçoit d'un gonflement qui lui survient sous l'oreille gauche et qui augmente rapidement; il éprouve en même temps de la chaleur et de la tension dans tout le côté du visage ; la douleur de la tête est vive, celle des reins est la plus pénible et le force à venir à la visite.

Le 6 au matin, la tuméfaction de la région parotidienne est considérable, la douleur dans les reins et dans les membres existe toujours ; la langue est saburrale. A une heure du soir, il est pris d'un frisson intense qui dure deux heures, avec céphalalgie vive, grelottement, altération des traits; bientôt arrivent la chaleur, la rougeur des lèvres et des pommettes, mais nulle sueur pendant la nuit.

Traitement : tisane de camomille 1 litre ; frictions avec l'huile camphrée sur la tumeur; flanelle autour des mâchoires.

Le 7, le matin, inappétence, abattement général ; langue large, blanchâtre au centre, d'un gris ardoisé sur son pourtour, portant sur ses bords l'empreinte des dents; état stationnaire des accidents locaux. A une heure de l'après-midi, nouvel accès fébrile, semblable à celui de la veille.—Même traitement.

Le 8, l'oreillon reste au même point. La périodicité de la fièvre étant bien constatée et entravant la résolution de la tumeur, on ajoute au traitement 1 gram. de sulfate de quinine en solution, dose prise à neuf heures du matin (quatre heures avant l'accès).

Le 9, l'accès de fièvre a retardé de deux heures ; l'oreillon semble avoir diminué. Nouvelle dose de 1 gram. de sulfate de quinine prise à midi ; tisane de camomille ; frictions continuées sur la tumeur.

Le 10, l'accès n'a pas reparu ; l'oreillon a beaucoup diminué.

Les 11 et 12, résolution de la tumeur et prurit dans la région parotidienne.

L'élément périodique se montre souvent en même

temps que les oreillons ; dans d'autres cas, on ne le constate qu'après l'apparition de l'engorgement paro-tidien ; enfin, chez quelques malades il précède la localisation. Quelle que soit l'époque de son apparition, cet élément n'est pas sans exercer une certaine influence sur la tumeur parotidienne ; il n'est pas rare, en effet, de voir celle-ci augmenter à chaque accès.

Dans les faits observés par M. le Dr Thierry de Maugras, l'affection périodique manifestait son existence par une exacerbation arrivant à des heures déterminées et se caractérisant par les trois stades ordinaires des accès. Il fait remarquer d'ailleurs que ces exacerbations avaient un caractère de régularité et d'intensité que n'avaient pas les exacerbations propres aux oreillons, et se distinguaient par là de ces dernières [1].

c. Les oreillons se compliquent quelquefois d'un élément inflammatoire ; cette complication est admise par J. Frank. Le Dr Ressiguier l'a constatée chez les militaires atteints d'oreillons, plus fréquemment que chez les civils.

On comprend aisément la fréquence de cette complication chez les militaires. Ce sont, en général, des hommes de choix, la plupart jeunes, doués d'une bonne constitution et d'un tempérament sinon purement san-

---

[1] Thierry de Maugras, thèse citée, pag. 22.

guin, du moins avec prédominance de ce dernier caractère. Ils sont d'ailleurs soumis à une alimentation plus
régulière et plus substantielle. Cette complication se
rencontre, en effet, chez les sujets jeunes, fortement
constitués, pléthoriques, usant habituellement d'une
nourriture fortement réparatrice. On l'observe de préférence pendant les froids excessifs de l'hiver. Elle
se reconnaît à l'injection de la face et des yeux, à
l'intensité de la céphalalgie, à la fréquence et à la dureté du pouls, à la chaleur et aux douleurs pulsatives
que le malade éprouve dans les parties envahies par
le mal.

d. La complication gastrique ou bilieuse a été notée dans certaines épidémies d'oreillons. Le Dr Thierry
de Maugras l'a constatée chez la plupart des malades
qu'il a observés en Afrique. M. le professeur Combal
l'a rencontrée chez un des six malades qui étaient atteints d'oreillons dans son service, en 1864.

Dans l'épidémie que rapporte M. le Dr Ressiguier,
l'angine parotidienne se compliqua plus souvent de
l'élément gastrique bilieux que de l'affection périodique.

Cette complication s'observe très-fréquemment en
été et dans les pays chauds. La suffusion ictérique de
la face et des sclérotiques, la céphalalgie sus-orbitaire,
l'amertume de la bouche, l'enduit jaunâtre de la langue,
les nausées, les vomituritions, etc., constituent les

principaux symptômes qui permettent de reconnaître cette complication.

e. Les oreillons s'accompagnent quelquefois d'un groupe de symptômes qui peuvent inspirer des craintes sérieuses et qui constituent ce qu'on appelle l'état typhoïde.

Le Dr Ressiguier a constaté cette complication chez un malade dont nous allons reproduire l'histoire.

Dans l'épidémie d'Arras décrite par le Dr Rizet, des accidents typhoïdes furent observés sur deux sapeurs: l'un présenta ces phénomènes au début de l'épidémie, l'autre à la fin; tous deux guérirent rapidement, ainsi que le malade de M. Ressiguier.

Les excès de tout genre, les privations, les veilles prolongées, le tempérament nerveux, sont tout autant de conditions qui peuvent amener le développement de cet état typhoïde. Il se caractérise par une prostration extrême, la stupeur, la petitesse et l'irrégularité du pouls, la sécheresse et le tremblement de la langue, les fuliginosités des dents, les soubresauts des tendons et parfois le délire.

OBSERVATION XII.

Oreillon et orchite métastatique accompagnée de symptômes graves. (Ressiguier, mém. cit., pag. 30.)

Le nommé M..., sapeur au 2e régiment du génie, fut envoyé à l'hôpital le 19 mars 1848. Six jours auparavant, obligé de monter la garde quoique mouillé de sueur, l'air frais de la nuit lui fit éprouver un froid assez intense pour nécessiter des soins instantanés. Le lendemain, il eut un catarrhe pulmonaire et un engorgement des glandes sous-maxillaires, des deux parotides et du tissu cellulaire ambiant : ces symptômes se dissipèrent sous l'influence de quelques boissons diaphorétiques, et le malade se disposait à reprendre son service lorsque , dans la nuit du 18 au 19, il survint une fièvre intense accompagnée de douleurs pongitives dans le testicule droit, lesquelles se propageaient le long du cordon jusqu'au rein du même côté. C'est dans cet état que ce militaire fut porté à l'hôpital. A la visite du soir, on fit appliquer douze sangsues sur le trajet du cordon.

Le 20 mars, nous constatâmes les symptômes suivants: décubitus dorsal, altération des traits de la face, stupeur et abattement extrême; peau chaude, légèrement moite; pouls fréquent, concentré, irrégulier; langue rouge sur les bords et à la pointe, blanche au milieu; dents fuligineuses. Le malade nous dit qu'avant d'entrer , il a eu des épistaxis , que son sommeil a été interrompu par des rêves bizarres ; il répond avec lenteur et quelquefois inexactement aux questions qu'on lui adresse. Comme on le voit, le système nerveux est affecté; sa lésion est annoncée par l'ensemble des symptômes que nous venons d'énumérer, et qui constituent l'*état typhoïde*. La douleur ressentie dans le rein droit a augmenté depuis la veille ; les urines sont rares et fortement colorées. On prescrit trente sangsues *loco dolenti,* une diète absolue et de l'infusion de tilleul.

Le 21, une sueur très-abondante a produit un amendement notable dans la gravité de la maladie. Il reste encore beaucoup de prostration ; mais le pouls est régulier et plus développé ; la langue est moins rouge. — Bouillon, infusion de tilleul, cataplasmes sur les bourses.

Le 22, le testicule, qui avait au moins triplé de volume, est revenu presqu'à son état normal, le cordon n'est plus douloureux ; la figure n'exprime plus l'anxiété ; les dents se sont dépouillées de leur enduit fuligineux ; le malade se sent de l'appétit. On accorde quelques aliments légers.

23 et 24. Rien de particulier.

25. La convalescence est établie. Le malade sort le 30, tout à fait guéri.

B. *Complications locales.* — Les complications locales de l'angine parotidienne sont assez nombreuses. Nous ne mentionnerons que celles qui se rencontrent le plus communément ; ce sont : l'otite, l'angine, l'irritation de la muqueuse gastro-intestinale, l'écoulement uréthral et les accidents cérébraux. On peut les considérer toutes comme des localisations nouvelles de l'affection sous l'influence de laquelle s'est développé l'engorgement des parties et des testicules.

a. L'angine parotidienne s'accompagne assez souvent de douleurs violentes dans l'oreille correspondante. Dans l'épidémie décrite par le Dr Ressiguier, la fluxion envahissait, chez quelques malades, le conduit auditif et l'oreille moyenne ; elle donnait lieu à des otites dont les accidents étaient des otorrhées légères et la perte momentanée de l'ouïe. M. Thierry de Maugras a constaté aussi l'extension du mouvement fluxionnaire du côté du conduit auditif.

Comme conséquence de cette extension du mal, on notait des bourdonnements dans les oreilles et une surdité plus ou moins complète et très-incommode.

L'observation xiv, empruntée à la thèse du Dr Spire,
nous offre un exemple intéressant d'otite.

b. On doit noter encore comme complication locale
une hyperémie du pharynx, du voile du palais et des
amygdales. Cette localisation a été constatée par la
plupart des observateurs ; M. Ressiguier l'a constatée
chez cinq malades. Elle se traduit par la rougeur de la
muqueuse de l'arrière-bouche et le gonflement des
amygdales ; elle a pour conséquence de rendre la mastication et la déglutition plus douloureuses.

c. L'irritation de la membrane muqueuse des voies
digestives est signalée par Ozanam. « Les oreillons,
dit-il, peuvent se compliquer avec l'irritation des
membranes muqueuses du canal digestif ou des voies
aériennes, ainsi qu'avec d'autres affections morbides [1]. »
Cette complication a été observée cinq fois sur les
six malades atteints d'oreillons dans le service de
M. le professeur Combal. Elle se caractérisait par la
rougeur de la pointe et des bords de la langue, par une
tension à l'épigastre, des douleurs intestinales, etc....

d. Un écoulement uréthral peut compliquer l'orchite
consécutive aux oreillons. Dans ces cas on voit survenir, en même temps que le gonflement du testicule,
une plus vive sensibilité du cordon, des élancements

----

[1] Ozanam, ouvrage cité; tom. II, pag. 315.

dans le canal de l'urèthre, un sentiment d'ardeur pendant l'émission des urines, et même un écoulement semblable à celui de la blennorrhagie. Dans les faits que l'on a cités, on a eu le soin de faire remarquer qu'il n'y avait pas eu infection. Groffier avait déjà observé cet écoulement chez les deux sexes, pendant l'épidémie dont il nous a donné la relation. Nous citons deux observations qui montreront l'existence de cette complication.

OBSERVATION XIII.

Oreillon. — Orchite. — Blennorrhagie. (Groffier, mém. cit., pag. 318.)

Un ouvrier, âgé d'environ 45 ans, un peu usé par des intempérances en tout genre, sujet à des hémorrhoïdes, fut affecté de parotides prononcées (ourles); il les fit disparaître par l'application de plusieurs topiques, sans discontinuer son travail ordinaire; mais après quelques jours, il éprouva des courbatures accompagnées de mal-être, de sentiment de pesanteur au périnée, et d'une gêne douloureuse pour uriner; les glandes inguinales se gonflèrent; les hémorrhoïdes qu'il éprouvait quelquefois se déclarèrent; un fort accès de fièvre survint, et un suintement, poisseux d'abord et ensuite coloré, parut; il était à peu près semblable à celui qui se manifeste dans la gonorrhée vénérienne.

Cet homme, un peu sujet à caution, n'osait accuser sa femme, et celle-ci, qui se trouvait n'être pas sans reproche, n'osait aussi gronder son mari. Il fallait du secours, je fus appelé. Je questionnai l'un et l'autre; la connaissance que j'avais de leur conduite me les rendait suspects. Prêt à prononcer, je me rappelai que cet accident pouvait dépendre d'un transport d'humeur catarrhale sur les parties affectées; je pris de nouvelles informations, desquelles j'obtins le récit ci-dessus; je m'expliquai alors sur la nature de cet accident, et j'en dirigeai le traitement ainsi qu'il suit.

Je commençai par faire placer le malade dans un bain de fauteuil, rendu émollient et résolutif par les plantes de ce nom ; puis je fis poser deux sangsues au périnée et deux autres sur les boutons d'hémorrhoïdes les plus éminents. Au second bain, le malade s'injecta le canal de l'urèthre avec du lait chaud ; après ce bain, il prit un lavement émollient et purgatif, dont l'action fut suivie de l'application d'un cataplasme émollient et résolutif sur le périnée et l'anus; la boisson fut une tisane sudorifique et incisive, alternée avec le petit-lait, nitrée, dont le malade but abondamment.

Le calme succéda ; une sueur abondante qui survint, fit disparaître une grande partie des accidents, et pour en hâter la solution je fis prendre au malade la potion vomitive et incisive dont nous avons parlé, et composée de vingt grains d'ipécacuanha et d'un grain de tartre stibié étendus dans huit onces d'eau de sureau; elle fut suivie d'une médecine en deux verrées, qui produisit de grandes évacuations. Enfin, des ablutions d'eau végéto-minérale terminèrent la maladie, le neuvième jour du traitement.

OBSERVATION XIV.

Oreillon. — Orchite. — Blennorrhagie. — Otite. (Dr Spire, thèse citée, pag. 17.)

Joseph, âgé de 18 ans, journalier, demeurant à Crespin, fut pris subitement, le 2 avril 1845, de frissons, de lassitude, de céphalalgie et de chaleur à la peau. Cet état de malaise dure plusieurs jours, pendant lesquels il ressent dans la région parotidienne gauche une douleur assez vive, qui est bientôt suivie d'un engorgement dur et d'une très-grande sensibilité ; la peau est rouge, luisante ; des élancements très-violents se font sentir dans la tumeur et jusque dans le conduit auditif, d'où s'écoule un suintement muqueux ; toutes les autres fonctions sont à l'état normal. Après quatre ou cinq jours d'un traitement délayant, les premiers accidents disparaissent; le surlendemain, la fièvre revient, et la parotide droite est envahie, à son tour, par un gonflement qui suit la même marche.

Le 13 avril, retour des mêmes prodromes, l'inflammation gagne le testicule gauche, qui est rouge et très-volumineux ; vive sensibilité du cordon ; des élancements surviennent dans le canal de l'urèthre, et l'on ne tarde pas à voir s'écouler, de l'intérieur de ce conduit, un liquide d'un blanc jaunâtre, analogue à celui que l'on rencontre ordinairement dans les premiers temps de la blennorrhagie.

Le 20, amélioration considérable ; le testicule gauche n'est presque plus enflé, et l'écoulement a disparu en grande partie (alimentation féculente, bains, repos).

Le 23, réapparition fébrile ; gonflement du testicule droit, retour de l'écoulement (diète, émollients).

Le 29, la douleur et le gonflent sont presque entièrement passés, ainsi que l'écoulement ; l'appétit se fait sentir assez vivement ; nous commençons à accorder quelques aliments subtantiels au malade, qui fut définitivement guéri.

e. Les accidents cérébraux compliquent souvent les oreillons. Dans l'épidémie observée par Hamilton, la disparition brusque des oreillons s'accompagnait d'accidents cérébraux graves. Depuis cet observateur, les faits se sont multipliés, et l'on ne peut nier l'existence de cas dans lesquels une méningite avec issue mortelle

se serait développée dans le cours d'une angine parotidienne.

Dans ces cas, la disparition brusque de l'oreillon
ou de l'orchite est suivie peu de temps après de symptômes graves ; la fièvre s'allume ou s'exaspère, le
malade éprouve de l'anxiété, de l'agitation, de l'in-
somnie ; il survient de la céphalalgie, du délire, des
convulsions, et la mort termine cette scène morbide.

OBSERVATION XV.

« J'ai vu, dit Astley Cooper, chez un enfant d'environ 11 ans,
la disparition soudaine de l'engorgement des glandes salivaires
à la suite de lotions faites avec la solution de sous-acétate de
plomb et d'alcool, suivie de symptômes de compression du cerveau, auxquels succéda le délire ; l'enfant mourut en moins de
huit jours [1]. »

OBSERVATION XVI.

Oreillon et orchite suivis de métastase sur le cerveau. — Complication d'une fièvre rémittente pernicieuse. (Ressiguier,
mém. cit., pag. 32.)

Le 26 avril 1848, le nommé Laure, âgé de 25 ans, voltigeur au 6e régiment de ligne, entra dans le service chirurgical,
pour y être traité d'une orchite. Le 14 du même mois, il avait
été pris de frissons le long de la colonne vertébrale, et de lassitude dans les membres. Le lendemain, après avoir éprouvé
de nouveaux frissons fréquemment interrompus par des bouffées de chaleur, il s'aperçut d'une tumeur au niveau de la

[1] Astley Cooper, pag. 355.

région parotidienne droite. Quoique peu volumineuse, elle ne disparut qu'au bout de huit jours ; mais à mesure que la résolution s'opérait, le testicule du même côté devenait douloureux et tuméfié.

Le 26, jour de l'entrée du malade à l'hôpital, il restait encore quelques traces de la première tumeur ; celle des bourses avait acquis un volume considérable, dû à la fois à l'infiltration du tissu cellulaire du scrotum et à l'engorgement du testicule : elle était, du reste, peu douloureuse, et ne s'accompagnait pas d'une réaction fébrile intense. La nuit précédente, le malade avait pourtant éprouvé un peu d'agitation et une céphalalgie violente qui, après s'être un peu calmée, reparut dans le courant de la journée, pour cesser de nouveau. Quoi qu'il en soit, au moment où le malade fut examiné, il n'y avait aucune indication urgente à remplir.

Le 27, le professeur Serre remarqua un changement notable dans les traits de la face ; il y avait de la stupeur, les réponses du malade étaient lentes, le nombre de pulsations moindre que dans l'état normal, la pupille dilatée, le volume du testicule moins considérable que la veille. Le professeur Serre, craignant que ce ne fût un commencement de métastase sur le cerveau, tâcha de détourner la fluxion qui tendait à se fixer sur cet organe, et de la reporter sur le testicule.—Prescription : 10 sangsues sur le trajet du cordon ; tisane de chiendent nitrée ; lavement purgatif.

Rien de particulier dans le courant de la journée, mais dans la nuit du 27 au 28 il survient du délire ; le malade se lève de son lit et parcourt les salles. On parvient facilement à le faire coucher.

À la visite du 28, il y a encore un léger subdélirium ; la pupille est très-dilatée, la chaleur de la peau est normale, sa sensibilité obtuse. Le pouls est descendu à 54 pulsations, le volume du testicule est encore moindre que la veille. — Un vésicatoire à chaque bras, lavement purgatif. — Le délire cesse complètement dans la journée.

Dans la nuit du 28 au 29, mêmes phénomènes que la nuit précédente. L'apparition du délire pendant deux nuits de suite fait soupçonner l'existence d'une fièvre rémittente pernicieuse, complication si fréquente dans les maladies de nos contrées; les symptômes sont les mêmes que ceux de la veille, mais plus prononcés; le pouls est descendu à 40 pulsations. Le professeur Serre, tout en attribuant les symptômes cérébraux à la métastase, pense qu'il existe, en outre, un élément périodique contre lequel il est urgent d'employer les préparations de quinquina. — Prescription : 20 sangsues derrière les oreilles; une heure après, deux sinapismes à la partie interne des jambes; dans l'après-midi, large vésicatoire à la nuque. Potion avec 1 gramme de sulfate de quinine, 60 grammes eau de laitue, 60 grammes eau de tilleul, 50 grammes sirop de nymphæa, à prendre en quatre fois dans la journée, de deux en deux heures.

La journée du 29 est bonne, le malade a éprouvé un bourdonnement continuel dans les oreilles jusqu'à cinq heures du soir; il dort bien la nuit suivante.

Le 50 au matin, le testicule est très-peu tuméfié; le pouls est monté à 59 pulsations. Il reste encore un peu de stupeur. — Lavement avec 60 grammes de manne grasse et 8 grammes de follicules de séné; continuation de la potion anti-périodique.

L'amélioration fait des progrès rapides les jours suivants, la potion est réitérée.

Le 2 mai, ou substitue à la potion des frictions sur la colonne vertébrale et la partie interne des cuisses, avec 60 grammes teinture de kina et 50 centigrammes sulfate de quinine. Tisane de centaurée.

Le 5, le pouls était à 70 pulsations; la convalescence est

6

complètement établie. Tous les symptômes ont disparu, on continue les frictions jusqu'au 6.

Le malade sort le 15 du même mois, tout à fait rétabli.

OBSERVATION XVII.

Oreillon. — Orchite. — Disparition brusque, suivie de symptômes cérébraux. — Guérison. (M. le professeur Combal.)

Un élève du lycée de Montpellier, âgé de 17 ans, fut atteint d'oreillons. Cette maladie sévissait alors d'une manière épidémique dans cet établissement. Le jeune malade, dont la famille habitait la ville, fut aussitôt transporté chez lui et soumis à une médication appropriée, consistant dans le séjour au lit ; des bouillons, une tisane diaphorétique et émolliente ; les révulsifs sur les extrémités inférieures.

Vers le quatrième jour, l'engorgement parotidien était peu prononcé et tout malaise avait cessé ; le malade voulut sortir.

Mais dans la soirée, ce dernier accusait de nouveau du malaise, et il signalait surtout une douleur assez vive dans le scrotum. L'examen révéla en effet un engorgement notable de l'un des testicules.

Sous l'influence du repos, de topiques chauds et d'infusions diaphorétiques, il y eut un amendement très-notable ; mais le jeune malade commit encore l'imprudence de sortir, et dans la soirée de ce même jour il survint des phénomènes cérébraux inquiétants. M. Combal, appelé, constata de la stupeur, du délire et de la fièvre. En même temps il notait la disparition complète de l'engorgement testiculaire.

En présence de ces accidents, l'idée d'un travail morbide vers le cerveau, désigné par les anciens auteurs du nom de métastase, devait naturellement naître à l'esprit.

La thérapeutique fut instituée d'après cette vue, et l'on

s'efforça, à l'aide de sinapismes placés sur le scrotum et sur les membres inférieurs, de rappeler au plus tôt l'engorgement des testicules. Grâce à cette médication, le délire disparut rapidement, et la guérison définitive ne tarda pas à se faire.

IV. — CAUSES.

Parmi les conditions étiologiques qui favorisent le développement des oreillons, les unes sont inhérentes au sujet lui-même, les autres dépendent de l'influence exercée sur l'individu par les agents modificateurs externes. Elles sont donc individuelles ou extérieures.

A. *Conditions individuelles*. — Aux conditions individuelles on doit rattacher l'influence de l'âge, du sexe, du tempérament, etc.

L'angine parotidienne n'atteint que très-rarement les enfants dans le cours des deux premières années. D'après MM. Rilliet et Barthez, elle serait surtout fréquente de 5 à 15 ans. Les adultes y sont moins sujets que les jeunes gens, et les vieillards en sont très-rarement affectés. « *Pueris et juvenibus magis, quam adultis infensus est; interdum nec senibus parcit, quod jam supra animadversum est* [1]. »

L'engorgement des testicules ne se fait que chez les individus pubères; on ne l'a observé ni chez les

[1] Borsieri, ouvrage cité, tom. III, pag. 330.

enfants, ni chez les vieillards. Thomas Laghi fait remarquer que, dans l'épidémie de Bologne, l'affection ne se porta jamais sur les testicules des enfants impubères, et que l'épidémie n'attaqua point les vieillards. Sur 40 enfants observés par le Dr Toulman de Hackner, aucun ne présenta la métastase sur les testicules[1].

Parmi de nombreux cas de parotides observés au lycée de Montpellier sur des élèves encore impubères, le professeur Caizergues n'en a vu aucun se terminer par métastase sur les testicules[2].

On dit généralement que les hommes sont surtout sujets à cette maladie. Sur 80 malades dont parle Hamersley, il n'y avait qu'une femme; cependant les 6 malades observés à l'Hôpital-Général par M. le professeur Combal furent tous du sexe féminin.

Le tempérament lymphatique semble une condition favorable au développement de cette maladie. Les 6 malades observées dans le service de M. le professeur Combal présentaient toutes ce tempérament.

Les oreillons semblent conférer l'immunité aux personnes qui en ont été une première fois atteintes. Ce caractère a été mis hors de doute par les observations de MM. Rilliet et Barthez. Ils ont vu un père et ses enfants contracter la maladie, à laquelle la mère échappait parce qu'elle l'avait eue autrefois; ils ont fait la

---

[1] Cité par Astl. Cooper.
[2] Ressiguier, mémoire cité, pag. 16.

même remarque sur un enfant de 8 ans, qui avait pris les ourles en voyageant, deux ans auparavant, et qui fut le seul de sa famille qui en fut préservé [1].

On peut encore établir l'immunité d'une manière indirecte, d'après ce que racontent les malades. Dans l'épidémie de Genève, Rilliet a pu s'assurer que les individus qui avaient eu les oreillons n'en avaient jamais été atteints auparavant.

B. *Conditions extérieures.* — L'influence des saisons, l'épidémicité, la contagion, sont les principales conditions extérieures qui favorisent le développement des oreillons.

Pour MM. Rilliet et Barthez, les saisons ne paraissent pas exercer une grande influence ; ils ont vu les oreillons régner pendant toute l'année et être également nombreux dans les mois froids et dans les mois chauds. Cependant on admet généralement que la maladie se montre surtout pendant le printemps et en automne.

« *Plerumque hic morbus hieme, sœpius vere se exserit, quin ulla alia corporis labes præcesserit* [2]. »

Le plus souvent les oreillons se montrent d'une manière épidémique. Il y a alors une influence occulte qui se fait sentir sur tous les individus en même temps et fait taire toutes les susceptibilités morbides. Dans

---

[1] Rilliet et Barthez, ouvrage cité, tom. II, pag. 614.
[2] Borsieri, ouvrage cité, tom. III, pag. 330.

l'historique que nous avons tracé au commencement de ce travail, nous avons mentionné les principales épi-démies qui se sont montrées en Europe pendant le siècle dernier et dans la première moitié de celui-ci.

Que penser de la contagion? Il est des cas dans les-quels cette maladie paraît réellement contagieuse. Mais, il faut le dire, lorsque la maladie règne d'une manière épidémique, il est difficile de faire la part de l'épidé-micité et de la contagion.

Mangor, Borsieri, Astley Cooper, Trousseau, Rilliet et Barthez admettent le caractère contagieux de cette maladie. Dans un grand nombre de cas où l'on a pu s'assurer de l'origine de la maladie, elle a été évidem-ment contagieuse.

Mangor a vu la maladie présenter ce caractère dans l'épidémie de Copenhague ; des gens de la campagne qui étaient atteints d'oreillons étant venus à Vibourg, la communiquèrent à des écoliers de l'Université qui logeaient dans la même hôtellerie.

Vichmann a vu cette maladie attaquer successive-ment deux personnes dans une maison et huit dans une autre [1].

Le fait suivant, que nous empruntons à MM. Rilliet et Barthez, nous paraît incontestable:

« Une jeune fille habitait une campagne dans les

---

[1] Biblioth. germaniq., tom. III, pag. 29.

environs de laquelle il n'y avait point eu de cas épidémique ; elle-même n'avait été en rapport avec aucun
enfant atteint d'oreillons. Elle passe une journée avec
une de ses parentes qui, depuis six jours, avait la maladie régnante ; huit jours après elle tombe malade
elle-même et communique les oreillons à son frère,
quinze jours plus tard. Ce jeune garçon n'avait pas
quitté la campagne et n'avait pu prendre la maladie que
de sa sœur.»

Dans un article sur la *nature contagieuse* des oreillons, M. Trousseau cite des faits qui ne permettent
pas de douter du caractère contagieux de la maladie.

Un enfant est infecté dans une famille où les oreillons
avaient attaqué tout le monde. Il revient chez sa mère,
subit la maladie et la lui communique. La mère et
son fils entrent à l'hôpital, où ce dernier transmet
l'angine parotidienne à un jeune enfant de deux ans.

M. Trousseau a vu plusieurs fois de jeunes élèves
des deux sexes, atteints d'oreillons, quitter le pension-
nat ou le collège, pour aller dans leur famille, et trans-
mettre la maladie à quelqu'un de leurs parents.

Les médecins qui ne croient pas à la contagion des
oreillons citent un grand nombre de faits qui, de
prime abord, semblent infirmer l'opinion qui veut que
cette maladie soit contagieuse. Mais que prouvent tous
les faits négatifs contre un seul fait positif ? Pour déclarer qu'une maladie est contagieuse, il suffit d'avoir
constaté ce mode de transmission une seule fois et

d'une manière irréfragable. Les faits négatifs ne peuvent servir qu'à démontrer la rareté de la contagion.
Dans l'état actuel de la science, nous pensons que les
oreillons sont contagieux, mais que la contagion, au
lieu d'être un caractère inhérent à la nature de la
maladie, est une qualité que celle-ci est capable de
revêtir dans certaines circonstances.

V. — DIAGNOSTIC, PRONOSTIC ET NATURE.

A. *Diagnostic.* — Le diagnostic des oreillons ne
peut pas être établi avec certitude avant l'apparition
de l'engorgement parotidien. Les frissons alternant
avec des bouffées de chaleur, le malaise, la courbature, les exacerbations du soir, font penser plutôt à
une affection catarrhale.

Mais lorsque, après un jour ou deux d'une fièvre
préparatoire offrant les caractères que nous venons de
signaler, on voit apparaître un léger gonflement d'une
des régions parotidiennes ou des deux à la fois, on
devra songer alors à l'existence d'une angine parotidienne.

Le diagnostic prendra une certitude plus grande si
la maladie se montre pendant le règne d'une épidémie
d'oreillons, ou bien si l'engorgement parotidien est
précédé ou suivi d'un gonflement des testicules ou de
l'un d'eux seulement.

Dans les cas douteux, la marche rapide de la maladie vers une solution heureuse sera en faveur d'un oreillon.

Parmi les maladies qui peuvent être confondues avec les oreillons, nous signalerons la parotidite, les parotides qui accompagnent les fièvres graves, et, enfin, les engorgements chroniques qui se développent sous l'influence d'une diathèse.

a. Sous le nom de parotidite, Niemeyer confond l'inflammation de la parotide elle-même et les oreillons proprement dits. Or, ces deux maladies sont essentiellement distinctes par un grand nombre de caractères, et avec un peu d'attention la confusion ne paraît pas possible.

La parotidite n'affecte habituellement qu'un seul côté ; les oreillons, au contraire, peuvent envahir les deux côtés, soit simultanément, soit d'une manière successive.

Dans la parotidite, le gonflement est plus considérable ; la peau est rouge, parfaitement tendue, et le malade accuse dans la partie affectée une douleur pulsative qui rappelle celle des abcès. La maladie est constituée par une véritable inflammation du tissu glanduleux lui-même, se terminant, en général, par suppuration.

L'oreillon se caractérise plutôt par une douleur tensive, par un gonflement œdémateux ou fluxionnaire, occupant bien plus le tissu inter-glandulaire que la glande elle-même, et ne se terminant presque jamais par suppuration. Cependant, si, malgré ces divers signes, il y avait quelque doute, le caractère épidémique de la maladie viendrait militer en faveur d'un oreillon. La parotidite n'est jamais épidémique, elle succède habituellement à une cause locale, et bien souvent elle est consécutive à une fièvre grave.

Il est un autre caractère qui pourra éclairer le diagnostic : c'est l'existence successive ou simultanée d'une orchite. Si cet accident est commun dans le cours d'un oreillon, il ne se voit jamais en même temps qu'une parotidite.

b. Dès le début de son chapitre sur les oreillons, Borsieri a soin de les distinguer des parotides qui surviennent dans le cours de certaines fièvres aiguës et des engorgements chroniques qui se forment sous l'influence d'une diathèse. La distinction entre ces diverses maladies est aisée à établir. Dans le premier cas, l'apparition tardive de l'engorgement parotidien dans le cours d'une fièvre, et les phénomènes généraux qui caractérisent cette fièvre (fièvre typhöïde, variole, scarlatine, etc.), ne permettront pas de douter du diagnostic.

c. Dans le second cas, le caractère chronique de la maladie, la dureté de l'engorgement, sa délimitation dans la glande salivaire, son indolence, l'engorgement des ganglions lymphatiques voisins, montreront qu'il s'agit d'une induration diathésique, sur la nature de laquelle l'étude des antécédents permettra d'être fixé.

Les difficultés du diagnostic sont autrement grandes, s'il s'agit d'une orchite existant seule ou s'accompagnant d'écoulement uréthral.

Un malade se présente avec un engorgement du testicule ; comment reconnaître que cette orchite se rattache à un oreillon?

Quand on assiste au début de la maladie, que l'on a vu la tumeur parotidienne s'affaisser, disparaître et être remplacée par l'engorgement du testicule, le diagnostic ne peut être douteux ; mais si l'orchite est primitive, ou bien, dans le cas d'orchite consécutive, si on ne voit le malade qu'après le développement de l'engorgement des testicules, et si on n'a aucun indice sur ce qui a précédé, il est alors possible de confondre la maladie avec une inflammation ordinaire de ces organes.

L'absence de tout coït impur et de toute blennorrhagie concomitante ou antérieure ; l'apparition préalable d'un mouvement fébrile particulier ; l'existence d'une épidémie d'oreillons ; le développement préalable ou postérieur d'une angine parotidienne : telles sont les principales circonstances qui pourront faciliter le diagnostic.

Groffier a vu une orchite consécutive à la disparition d'un oreillon, traitée par un chirurgien comme étant de nature vénérienne.

Dogny rapporte qu'en 1779, une épidémie d'oreillons sévissait sur une compagnie de grenadiers occupant le château placé à l'entrée du port de Brest. Plusieurs de ces hommes furent atteints d'orchite ; cet accident en imposa au chirurgien chargé d'en faire la visite : il envoya à l'hôpital, comme vénériens, tous ceux qui se trouvaient ainsi affectés. Mais on vit bientôt que ces prétendues maladies vénériennes n'étaient que des métastases des oreillons sur les testicules.

Le Dr Re-siguier cite aussi l'histoire d'un malade qui, atteint d'une orchite consécutive à un oreillon, fut considéré, à son entrée à l'hôpital, comme affecté d'une maladie vénérienne.

Lorsque l'orchite consécutive à l'oreillon s'accompagne d'un suintement uréthral, comme dans les faits que nous avons cités, on peut confondre la maladie avec une blennorrhagie compliquée d'orchite.

L'absence de coït impur pourra lever tous les doutes. Dans le cas contraire, on se basera sur les caractères de l'engorgement, sur la marche du mal, et surtout sur l'épidémie régnante.

Dans le cas d'orchite se rattachant à un oreillon, l'épididyme participe rarement au gonflement; le plus souvent le testicule seul est affecté. Alors aussi, l'engorgement testiculaire est loin d'offrir la dureté, le poids et la sensibilité que l'on rencontre dans les engorgements franchement inflammatoires.

D'ailleurs, l'orchite et l'écoulement disparaissent en quelques jours, sans laisser d'induration de l'épididyme.

B. *Pronostic.* — L'angine parotidienne est une maladie qui est en général bénigne, et dont le pronostic est presque toujours favorable. A part les cas où la maladie présente des phénomènes cérébraux, on peut s'attendre à une guérison parfaite. Borsieri, parlant de cette maladie, la caractérise de la manière suivante: «*Nec diu, nec gravibus, aut saltem non periculosis symptomatibus, si recte curentur, stipantur, brevique et perfecte resolvuntur* [1].»

Bien que la maladie se traduise par l'engorgement du testicule, le pronostic ne s'aggrave pas. Nous avons vu que cette manifestation se termine par résolution au bout de quelques jours, de même que l'engorgement parotidien. Le seul danger que présente cette forme de la maladie, c'est d'amener consécutivement l'atrophie du testicule et de compromettre les fonctions de cet organe. Mais le pronostic est autrement sérieux si la disparition de l'angine parotidienne ou de l'orchite est suivie de fièvre, d'agitation, de délire, de convulsions. Depuis les faits cités par Hamilton,

[1] Borsieri, *loc. cit.*, tom. III, pag. 328.

on sait que de pareils accidents peuvent se terminer rapidement par la mort.

Le pronostic deviendra aussitôt favorable si, pendant le cours de ces accidents graves, on voit apparaître de nouveau le gonflement des parotides ou des testicules. L'observation enseigne que, dès ce moment, tous les phénomènes cérébraux diminuent et s'effacent.

Toutes choses égales d'ailleurs, l'âge et le sexe sont sans influence bien appréciable sur le pronostic. Parmi les complications, il en est deux qui peuvent rendre le pronostic sérieux.

Si l'oreillon s'accompagne d'accidents typhoïdes, il est évident que le pronostic devra être réservé tant que ces phénomènes persisteront.

Dans le cas d'accès pernicieux venant compliquer une angine parotidienne, on se gardera encore d'émettre un pronostic favorable.

C. *Nature.* — Avant d'aborder le traitement de l'angine parotidienne, il importe d'examiner ce que l'on doit penser de sa nature. L'étude des indications thérapeutiques n'aura qu'à gagner de cette appréciation.

Et d'abord, on peut établir que les oreillons ne sauraient être une maladie simplement locale. Si l'on considère le caractère épidémique et quelquefois contagieux de la maladie, l'immunité qu'elle confère à ceux qui en ont été une première fois atteints, les phéno-

mènes fébriles qui précèdent les localisations et s'ef-
cent dès que celles-ci se manifestent, la multiplicité
des localisations qui ont lieu spécialement sur les
glandes, l'absence habituelle de suppuration et la facilité des métastases dans certaines circonstances, on
trouve là des preuves en faveur d'une cause générale
dominant les diverses localisations et les mettant en
jeu.

Les observateurs ne sont pas d'accord sur la nature de cette cause générale, ou de l'affection sous
l'influence de laquelle se développent les oreillons ou
l'orchite. Les uns la considèrent comme une des
formes multiples de l'affection catarrhale (Groffier,
Ressiguier, le professeur Boyer, etc.); d'autres en font
une maladie spéciale, sinon spécifique, ayant sa place
dans le cadre nosologique à côté des fièvres éruptives
(Rilliet et Barthez, Trousseau, les professeurs Combal
et Dupré).

De prime abord, il semble qu'il y ait de grandes
analogies entre l'affection catarrhale et l'angine parotidienne.

Comme les affections catarrhales, les oreillons se
montrent au printemps et en automne, à la suite de
variations atmosphériques. Comme elles, ils s'accompagnent d'une fièvre préliminaire caractérisée par du
malaise, de la courbature, du larmoiement, des frissons alternant avec des bouffées de chaleur, des exa-

cerbations venant le soir. Mais ces analogies ne suffi-
sent pas. La rougeole s'accompagne bien, dès le début,
de symptômes qui lui sont communs avec l'affection
catarrhale, et cependant ces deux maladies diffèrent
essentiellement dans leur nature. En admettant la nature catarrhale des oreillons, comment expliquer la
contagion de cette maladie, l'immunité qu'elle confère
après une première atteinte, sa prédilection pour le
jeune âge, la facilité des métastases, son siége habituel sur les parotides, sur les testicules ou les mamelles?

Cette maladie présente donc des caractères particuliers et une marche singulière, qui militent en faveur d'une maladie spéciale, sinon spécifique, ayant sa
physionomie propre et paraissant trouver sa place na-
turelle à côté des fièvres éruptives.

Déjà, en 1782, Joseph Pratolongo, qui venait d'observer une épidémie à Gênes, demandait à Borsieri si
l'on ne pourrait pas mettre cette maladie au rang des
fièvres éruptives. De nos jours, la majorité des pra-
ticiens partagé cette opinion, qui est aussi celle de nos
maîtres, MM. les professeurs Combal et Dupré.

VI. — TRAITEMENT.

La thérapeutique, a-t-on dit, est la science des indications, des méthodes et des moyens.

Lorsque les indications sont bien établies, rien

n'est plus facile que d'apprécier la valeur des moyens thérapeutiques.

En général, les indications reposent sur toutes les données qui servent à établir le diagnostic. Elles se tirent de la triple notion de la maladie, du malade et du milieu.

Parmi les indications fournies par la maladie, les plus importantes se déduisent de la connaissance des éléments morbides. Si l'on analyse les divers éléments morbides qui entrent dans la composition des oreillons, on trouve, ainsi que l'a établi M. le professeur Combal, deux ordres d'éléments morbides : les uns généraux et les autres locaux.

Aux éléments morbides généraux on doit rattacher :

1° Une affection spéciale, sinon spécifique, inconnue dans son essence ;

2° Un appel fluxionnaire vers les glandes parotidiennes ou vers les testicules, mis en jeu et entretenu par cette affection ;

Au point de vue local, on trouve de la congestion et une altération de la sensibilité, se traduisant par la douleur.

Mais ces éléments morbides ne sont pas les seuls ; nous avons vu qu'il y avait des complications générales et locales qui, à leur tour, réclament l'emploi de moyens particuliers.

De la connaissance de ces divers éléments mor-

bides on peut déduire les principales indications thérapeutiques , qui devront avoir pour but :

1° De combattre l'affection spécifique sous l'influence
de laquelle se produisent les diverses localisations ;

2° De régulariser les mouvements fluxionnaires;

3° De combattre les états morbides généraux qui
compliquent les oreillons;

4° De chercher à modifier les divers actes morbides
qui se montrent dans le cours de la maladie.

a. *Combattre l'affection spécifique.* — Nous ne con-
naissons pas de médicaments qui s'adressent d'une
manière directe à l'affection spécifique sous l'influence
de laquelle a lieu le développement des oreillons. Toutefois, l'expérience nous apprend que cette maladie
présente de grandes analogies avec les fièvres éruptives
et qu'elle réclame comme elles une sage expectation.
En effet, en dehors de toute complication cérébrale,
la maladie a une marche généralement régulière et une
solution heureuse. Les efforts du médecin doivent avoir
pour but de prévenir les complications, en favorisant
les tendances heureuses de la nature.

La maladie se termine par résolution, à la suite de
sueurs générales ou locales ; dans des cas plus rares,
après quelques évacuations alvines ou une émission
abondante d'urine.

Il conviendra de favoriser la tendance à ces crises:
on se bornera d'abord à laisser le malade au lit, à le

tenir chaudement et à lui donner des infusions légèrement sudorifiques, qu'on fera prendre par petites quantités et à une température élevée.

L'alimentation sera légère ; on se contentera de donner seulement du bouillon chaque trois heures.

Plus tard, on entretiendra le ventre libre à l'aide de lavements laxatifs. Enfin, vers le huitième ou neuvième jour, on pourra recourir à une douce purgation.

b. *Régulariser les mouvements fluxionnaires.* — La maladie se caractérise par un appel fluxionnaire vers les glandes parotides et vers les testicules. Il importe de disséminer le mouvement fluxionnaire et de le porter vers la peau. De plus, la maladie a une tendance au déplacement ; en provoquant un mouvement fluxionnaire vers le tégument externe, on prévient ainsi toute localisation sur un organe interne.

Au début, les agents anti-fluxionnaires seront appliqués loin du siége du mal ; on aura recours à des révulsifs.

Dans les cas simples, les cataplasmes émollients préparés avec la farine de lin seront appliqués sur les extrémités inférieures. Des pédiluves chauds et sinapisés pourront aussi être d'un grand secours.

L'emploi des émissions sanguines n'est pas indiqué dans cette maladie, et la plupart des observateurs s'accordent à le repousser.

Lorsque la disparition brusque des oreillons ou de

l'orchite est suivie de symptômes graves du côté du cerveau, il faut s'empresser de recourir à des révulsifs excitants et de les placer sur l'organe même qui a été le point de départ de la fluxion. On les placera, suivant le cas, au niveau de la glande parotide primitivement affectée, ou sur le testicule qui était engorgé. On utilisera alors les sinapismes, les frictions avec des liniments volatils et même les vésicatoires, que l'on placera non-seulement sur les membres inférieurs, mais aussi sur le scrotum ou au niveau de la région parotidienne.

Voyant la facilité avec laquelle la maladie se déplace, Hamilton recourait avec avantage à l'application du vésicatoire sur l'oreillon avant que le gonflement fût arrivé au dernier terme; il empêchait, par ce moyen, le déplacement de la maladie sur le cerveau.

Si, malgré l'emploi des révulsifs appliqués dans les régions indiquées, les accidents cérébraux persistent, on aura recours à des moyens de contrefluxion rapprochés du siége du mal. On pourra utiliser les sangsues aux apophyses mastoïdes et le vésicatoire à la nuque.

c. *Combattre les états morbides généraux qui compliquent les oreillons.* — La complication inflammatoire réclame souvent l'emploi d'une émission sanguine. Dans l'épidémie que rapporte le Dr Ressiguier, chez les sujets qui présentaient la complication inflammatoire, une saignée devint quelquefois nécessaire.

S'il existe une complication catarrhale, on se bornera à recourir aux moyens conseillés dans les cas d'oreillons simples. Le repos au lit, la chaleur, les boissons diaphorétiques, des cataplasmes émollients placés aux extrémités inférieures, suffiront dans la majorité des cas.

Contre l'élément périodique, on utilisera le sulfate de quinine seul ou associé à la résine de quinquina. Celle-ci deviendra nécessaire si les accès présentent un caractère pernicieux.

Si l'on constate une complication gastrique bilieuse, on aura recours aux vomitifs. S'il s'agit de jeunes sujets et de personnes lymphatiques, il vaut mieux s'adresser à l'ipécacuanha qu'au tartre stibié. Le premier de ces évacuants remplit plusieurs indications : il évacue les premières voies, et a de plus l'avantage de porter les mouvements à la peau et de déterminer une sueur copieuse.

Dans l'épidémie de Montpellier, comme la complication gastrique se montrait chez des militaires doués pour la plupart d'une bonne constitution, M. le Dr Barre employait le tartre stibié à dose vomitive, pour combattre cette complication et déterminer des sueurs abondantes.

Hufeland et le Dr Heyfelder ont beaucoup vanté les vomitifs dans le traitement des oreillons. MM. Rilliet et Barthez les ont aussi employés avec avantage; cependant, on ne doit pas en généraliser l'usage, et on doit réserver leur emploi pour les cas où il existe une complication gastrique.

Plus tard, si la résolution est lente à se produire, on peut recourir avec avantage aux purgatifs. On choisira l'huile de ricin, chez les femmes et les sujets jeunes. L'eau de Sedlitz sera préférée chez les adultes. M. le Dr Barre prescrivait principalement ce dernier purgatif.

« Ce remède, dit le Dr Ressiguier, pris tous les deux ou trois jours, ne tardait pas à faire disparaître la tumeur sans qu'elle fût suivie d'aucun autre phénomène morbide [1]. »

d. *Chercher à modifier les divers actes morbides.* — Bien que l'engorgement parotidien ne soit qu'un résultat, qu'une conséquence de l'affection, cette localisation devient la source d'indications particulières. Elle se compose de deux éléments morbides locaux : la douleur et la congestion.

Les indications locales auront donc pour but de calmer la douleur et de faciliter la résorption de l'engorgement.

Dans les cas légers, on se servira avec avantage des huiles d'olive ou de camomille camphrée en frictions, que l'on répétera trois ou quatre fois par jour. Ce dernier médicament agira comme moyen antispasmo-

[1] Ressiguier, mémoire cité, pag. 22.

dique et résolutif. En même temps on recouvrira les parties affectées d'une couche de ouate, qui contribuera à provoquer la transpiration des parties affectées, et par suite la résolution de l'engorgement.

Si la douleur est plus marquée, on emploiera avec avantage les frictions avec le baume tranquille laudanisé ou bien avec l'huile de morphine.

Lorsque la tuméfaction sera plus considérable et indolente, on pourra utiliser l'hydriodate de potasse. Le Dr Neumann a employé cette substance avec le plus grand succès en applications à l'extérieur, dans l'épidémie d'oreillons qui régna à Neustadt pendant le mois de juin 1823.

Le traitement consistait en l'administration d'un émétique et l'application sur la tumeur d'un emplâtre composé de huit parties d'onguent mercuriel et d'une partie d'hydriodate de potasse. Sous l'influence de ces moyens, la guérison eut toujours lieu du troisième au quatrième jour ; chez ceux qui furent traités par la méthode ordinaire, la maladie fut fort rebelle et se termina fréquemment par suppuration.

Si l'engorgement parotidien se complique d'une véritable inflammation, c'est le cas d'employer des sangsues près du siége du mal, et des frictions avec l'onguent napolitain.

Chez un malade dont parle le Dr Ressiguier, la tumeur parotidienne présenta une inflammation intense et réclama une application de sangsues, qui fut suivie de cataplasmes émollients.

Lorsque le testicule se trouve affecté, les indications locales restent les mêmes. Il importe de calmer la douleur et de faciliter la résolution de l'engorgement.

Quoique la maladie soit localisée sur cet organe, nous avons vu que le pronostic n'était pas plus grave; aussi, dans la majorité des cas on pourra remplir ces indications à l'aide des mêmes moyens qui sont conseillés pour l'oreillon.

Des frictions avec les huiles d'olive ou de camomille camphrée, des topiques chauds, tels qu'une couche de ouate ou de laine en suint, seront très-utiles. Ces moyens, aidés d'un suspensoir, du repos au lit, de boissons diaphorétiques, suffiront généralement.

Si l'orchite est plus intense, on rendra la résolution plus facile par l'emploi de topiques émollients et de légers purgatifs. Dans les cas d'orchite intense, M. Caizergues faisait mettre 15 à 20 sangsues sur le trajet du cordon ; le lendemain de cette application, il donnait un purgatif que l'on répétait tous les deux ou trois jours, et dans l'intervalle on soutenait les effets de ces évacuants par des lavements simples ou laxatifs [1].

Nous avons vu qu'une des conséquences de l'orchite consécutive aux oreillons était l'atrophie du testicule.

[1] Ressiguier, mémoire cité, pag. 24.

Nous ne possédons rien de bien efficace contre cette lésion. M. Grisolle recommande surtout la stimulation de la partie malade. On aura recours aux applications topiques, aux excitants, tels que l'eau-de-vie camphrée, le baume de Fioraventi, le liniment térébenthiné, etc... On promènera sur le cordon des vésicatoires volants et l'on fera des cautérisations ponctuées.

L'électricité pourrait aussi être de quelque secours ; mais, ainsi que le recommande M. Grisolle, à la condition de ne pas omettre certaines précautions : on placera sur les testicules des rhéophores humides, et l'on aura le soin de n'employer que des courants modérés, rares et intermittents.

S'il survient des accidents cérébraux, il y aura indication à régulariser les fonctions du système nerveux. Tout en employant les révulsifs cutanés dans les régions que nous avons indiquées, on aura recours aux antispasmodiques. En pareil cas, on a conseillé la racine de serpentaire, le camphre, le carbonate ou l'acétate d'ammoniaque. Ce dernier traitement a été surtout préconisé par Hamilton.

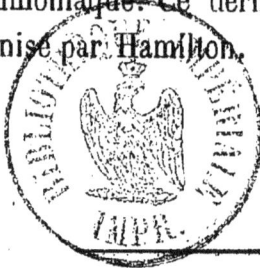

CONCLUSIONS.

En résumant les considérations auxquelles nous nous sommes livré, nous pouvons établir les conclusions suivantes :

1° La maladie que l'on désigne généralement sous sous le nom d'*oreillons* est constituée par une affection générale, spécifique, distincte de l'affection catarrhale et assimilable aux fièvres éruptives.

2° Elle se traduit par des manifestations diverses qui ont lieu le plus souvent sur les parotides, mais qui peuvent se produire sur les testicules ou sur d'autres glandes. Chacune de ces localisations peut être primitive ou consécutive. Elles peuvent se montrer simultanément, mais dans la majorité des cas elles ont lieu d'une manière successive et alternative.

3° Ces diverses localisations sont constituées par un état fluxionnaire de ces parties plutôt que par une inflammation parenchymateuse.

4° Elle se termine le plus souvent par résolution ; la suppuration y est rare ; mais l'orchite présente, comme terminaison assez fréquente, l'atrophie du testicule.

5° Cette maladie existe rarement seule ; elle s'associe très-souvent à d'autres états morbides généraux et s'accompagne parfois de certains accidents locaux, parmi lesquels on doit mentionner surtout les accidents cérébraux.

6° Les complications générales les plus communes sont constituées par l'état intermittent et l'état gastrique bilieux.

7° La maladie règne le plus souvent d'une manière épidémique, et elle est quelquefois contagieuse.

8° On doit la distinguer de la parotidite, des parotides qui accompagnent les fièvres graves, et des engorgements chroniques développés sous l'influence d'une diathèse.

9° Les indications thérapeutiques sont générales et locales. Les indications générales se tirent de l'affection spécifique, de l'élément fluxionnaire et des états morbides généraux qui compliquent la maladie. Les indications locales sont fournies par les divers actes morbides à l'aide desquels se traduit la maladie, et qui sont constitués surtout par la douleur et la congestion.

Comme conclusion, générale de ce travail, nous dirons, sous forme de définition, que l'on désigne sous le nom d'*oreillons une affection morbide spécifique, aiguë, et en général fébrile, pouvant devenir contagieuse, le plus souvent épidémique, se montrant chez des sujets jeunes principalement, et caractérisée par une tuméfaction de la région parotidienne qui peut précéder ou suivre celle des testicules, des mamelles ou des ovaires.*

VII. — INDEX BIBLIOGRAPHIQUE.

BARNIER. — Réforme médicale, n° du 24 mars 1867, pag. 78.

BARTHEZ. — Nouv. élém. de la science de l'homme, tom. II, pag. 17.

BENOÎT. — Observat. de métastase des oreillons sur le testicule. (Gaz. des hôpitaux, 1854, pag. 74.)

BERTRAND (Marius). — De l'oreillon. Paris, 1859, pag. 115.

BINET. — Hist. et mém. de l'Académie royale de Toulouse, tom. I, pag. 86. — Observations sur une maladie épidémique des glandes du cou, observée, en 1741, à Carères, petite ville sur la Garonne.

BOUCHUT. — Des oreillons. (Gaz. des hôpitaux, 1855, p. 200.)
— Traité des maladies des nouveau-nés, des enfants à la mamelle et de la seconde enfance. 5° édit., Paris, 1866.

BOYER. — Leçons sur l'orchite en général, etc. (Montpellier médical, tom. XVI, pag. 126, 1866.)

BRENNECKE. — Diss. anginæ parotidæ descriptio patholog.-therapeutica. Helmst., 1801.

BURSERIUS. — Institutionum medicinæ practicæ. Lipsiæ, 1787, tom. III, c. 15, pag. 528.

CARLIER. — Observations de métastases des oreillons sur les testicules. (Gaz. des hôpitaux, 1854, pag. 115.),

CHARRY. — Essai sur les parotides. Montpellier, 1810, tom. I, n° 11.

CHATARD. — Épidémie d'oreillons à Baltimore en 1812. (Journal de Sédillot, tom. XLIII, pag. 108.)

DE CHEVOISIER D'HURBACHE. — Des oreillons idiopathiques. Thèse de Strasbourg, 1847.

COMBAL. — Leçons de clinique médicale faites à l'Hôpital-Général, février 1864.

COOPER (Astley). — OEuvres chirurgicales complètes, traduites par Chassaignac et Richelot. Bruxelles, 1835, pag. 354.

— Inflammation du testicule, concomitante de l'angine parotidienne.

CORNAC. — Épidémie d'oreillons. — Métastase sur le testicule. (Gaz. des hôpitaux, 1854, pag. 96.)

CULLEN. — Éléments de médecine pratique, traduit par Bosquillon. Édit. revue par de Lens, tom. I. Paris, 1819.

DECHAMBRE. — Épidémie d'oreillons. (Gaz. hebdomad., 1859, pag. 227.)

— Épidémie d'orchites. (Gazette hebdomad., 1859, pag. 610.

DESBARREAUX-BERNARD. — Épidémie d'orchite catarrhale observée pendant le mois de février 1859, dans les salles de clinique de l'Hôtel-Dieu Saint-Jacques, à Toulouse. (Journal de médecine de Toulouse, août 1860.)

DESCENETTES. — Dans le Journal de médecine continué, 1810, décem., pag. 446.

DIONIS. — Cours d'opérations de chirurgie. Paris, 1782, tom. II, pag. 638.

DOGNY. — Journal de Sédillot, tom CXIV, pag. 126.

DUPRÉ. — Leçons de clinique médicale, janvier 1867.

DRUFFEL. — In Horn's Archiv. für Med. Erfahr., Jahr 1827, pag. 1023.

J. FRANK. — Pathol. médic., tom. V, pag. 52; Paris, 1840.

J.-P. FRANK. — Epitom. de curand. hom. morb., tom. II, pag. 108.

GASPARI. — Épidémie de 1714, qui régna dans l'Istrie ; cité par Ozamam dans l'Histoire médicale des maladies épidémiques, 2e édit., tom. II, pag. 306.

GINTRAC. — Épidémie d'oreillons à Bordeaux ; communication faite à la Société de médecine de Bordeaux. (Journal de médecine pratique de Bordeaux, 1859, et Gazette des hôpitaux, 1859, pag. 83.)

GOOCH (B.). — *Cases and practical remarks in Surgery.* London, 1758.

GRAVIS et STIÉVENART. — Journal de chirurgie, juin 1845.

GRISOLLE. — Traité de pathologie interne, 8e édit. Paris, 1862, Oreillons, tom. I, pag. 601.

— De l'atrophie des testicules consécutive aux oreillons. (Gazette des hôpitaux, 1866, pag. 221.)

GROFFIER. — Remarques sur les affections catarrhales connues sous le nom de *parotides simples,* et vulgairement appelées *ourles,* etc. (Annales de la Société de médecine pratique de Montpellier, rédigé par Baumes, tom. VIII; 1806.)

HAMILTON. — *Transactions of the R. Society of Edinburgh,* § 2, et *London medical Journal*, tom. IX, p. II, pag. 190.

HAMERSLEY. — *In New-York medical repository*, july 1822, pag. 413.

HÉVIN. — Cours de pathologie et de thérapeutique chirurgicales, 3e édit. Paris, 1793, tom. I, pag. 78.

HILDENBRAND. — *Inst. pract. med.*, tom. III, pag. 128.

HIPPOCRATE. — Epidémies, 1er et 5e livres.

HOPFF. — *Diss. de angina parotidea.* Götting., 1799.

JACOBI. — *Diss. de angina parotidea.* Götting., 1796.

JOBERT (de Lamballe). — Oreillon suivi d'orchite. (Gaz. des hôpitaux, 1853, pag. 50.)

LAGHI (Thomas). — *De Bon. Scient. et art. Instit. atque Acad.* tom. V, pag. 1, *inter opuscul.*, pag. 117.

LARREY (H). — Union médicale, 24 septembre 1850.

LEPECQ DE LA CLÔTURE.

LIEUTAUD. — Synops. univers. *Prax med.* tom. II, sect. 2, pag. 300, *ed. Batav.*, 1777.—Précis. de médec. pratiq., 2ᵉ édit. Paris, 1761, pag. 470.

LOUIS. — Encyclopédie ou Dictionnaire raisonné des sciences art. Oreillons.

LUDWIG. — Ch. v, *Advers. med. pract.* tom. III, pag. 543.

LYNCH. — *Dubl. quart. Journ.*, 1856.

MANGOR.—*Historia cynanches parotidœ. Viburgi epidemiceœ*, 1772.

Acta regiœ Societatis medicœ Hauniensis, vol. XI, pag. 165. Hauniæ, 1791.

MURAT.—Dictionnaire des sciences médicales en 60 vol., art. Oreillons, tom. XXXVIII, pag. 129; 1819.

NEUMANN. — Hydriodate de potasse dans le traitement des Oreillons (*Rust's Magazin*, 1826, et Archiv génér. de médecine, 1ʳᵉ série, tom. XVII, pag. 607.)

NIEMEYER.—Éléments de patholog. interne et de thérapeutique, trad. par Culmann et Sengel; Paris 1865, tom. I, pag. 477.

NOBLE. — *History of an epidemie of cynanche parotidea.* (*Medical and surgical Journ*, t. IV.)

OZANAM.—Histoire médicale générale et particulière des maladies épidémiques, etc., 2ᵉ édition, 1855, tom. II, pag. 505.

PANZANI (D).—*Beschreibung der Krankheiten, welche im Jahr 1786, in Istrien geherrscht haben. A. d. Ital. Lübben*, 1801.

PENADA (J.) — *Saggio d'osservazioni e memorie sopra alcuni casi singolari.* Padova, 1793.

PICKEL.—*Diss. de angina parotidea.* Wurtz., 1801.

QUANDT. — *In Hufeland's Journ. der pr. Heilk.* 5 B. 2 st. pag. 180.

RESSIGUIER. — Histoire d'une épidémie d'oreillons qui a régné à Montpellier en 1848, etc. Montp., 1850.

RICHTER. — Principes de chirurgie, tom. IV.

RILLIET. — Mémoire sur une épidémie d'oreilllons qui a régné à Genève pendant les années 1848 et 1849. (Gaz. médicale de Paris, 1850, pag. 22 et 42.)

RILLIET et BARTHEZ. — Traité clinique et pratique des maladies des enfants, tom. II, pag. 609.

RIZET. — Note sur une épidémie d'oreillons qui a régné à Arras en 1864. (Gaz. des hôpitaux, 1866, pag. 78.) (Bul. médical du nord de la France, décembre 1865.)

ROCHARD. — Maladie particulière des glandes, endémique à Belle-Isle-en-Mer. (Journal de méd., 1757, tom. VII, pag. 379.)

ROCHOUX.—Dictionnaire de médecine. Paris, 1840, tom. XXII, art. Oreillons, pag. 426.

ROSSIGNOLY. — Journal de médec., tom. LXIII, pag. 188.

RUSSEL. — *Æconomia naturæ in morbis acutis et chronicis glandularum.* London, 1755, pag. 114.

RUST. — *Magazin für die Gesam. Heilkunde,* 20 B., p. 570.

SAUCEROTTE. — Mélanges de chirurgie, tom. II.

SAUVAGES. — Nosologie méthodique, tom. I, pag. 658.

SCHŒFFER in *Hufeland's. Journ. der pr. Heilk.,* 8 B., 2 st., pag. 61.

SCHRÆCKIUS. — *Med. sept.,* LVII, *paral. ad lib.* 3, *sect.* 31.

SÉDILLOT. — Journal de médecine de Sédillot. 1808, t. XXXI, pag. 54.

SPIRE. — De l'orchite métastatique des oreillons. (Thèse de Paris, 1851, no 24.)

STIÉVENART (GRAVIS et). — Journ. de chir., juin 1845.

TARGIONI-TOZZETI. — *Prima raccolta d'osservazzioni mediche,* pag. 176.

THIERRY DE MAUGRAS. — Épidémie d'oreillons et d'orchites métastatiques, observée pendant les mois de février et

mars 1848 à Mascara (Algérie). Thèse de Montpellier,
n° 15, 1851.

TOURTELLE (J.-F.). — Diss. sur les oreillons. (Thèse de Paris,
1828.

TROUSSEAU. — De la nature contagieuse des oreillons. (Gazette
des hôpitaux, 1843, pag. 405.)

— Note sur quelques accidents dans la maladie connue sous le
nom d'oreillons, ourles, etc. (Arch. génér. de méd.,
5e série, tom. III, pag. 69, 1854.)

— Clinique médicale de l'Hôtel-Dieu de Paris. Paris, 1865,
tom. 1, art. Oreillons, pag. 180.

VALENTIN. — Dans le Journal général de médecine, vol.
XLIII, pag. 109, janvier 1822.

VELPEAU. — Diction. de méd. en 30 vol., tom. XXIX, pag. 468.
(Épid. de Tours, 1817.)

VOGEL. — *Prælectiones de cognoscendis et curandis præcipuis
corporis humani affectibus*, édit. Tissot. Lausannæ,
1789, pars prima, § 192, pag. 143.

WARIN. — De l'oreillon. Paris, 1841, pag. 90.

WARNEKROS. — In *Hufeland's Journ. der pr. Heilk.*, 50 B.,
5 st., pag. 104.

WIEDEMANN. — In *Rust's Magazin für die gesammte Heilk.*,
17 B., 1 st., pag. 157.

WICHMANN. — Biblioth. german., tom. II, pag. 29.

WOILLEZ. — Dictionnaire de diagnostic médical. Paris, 1862,
art. Oreillons, pag. 620.

FIN.

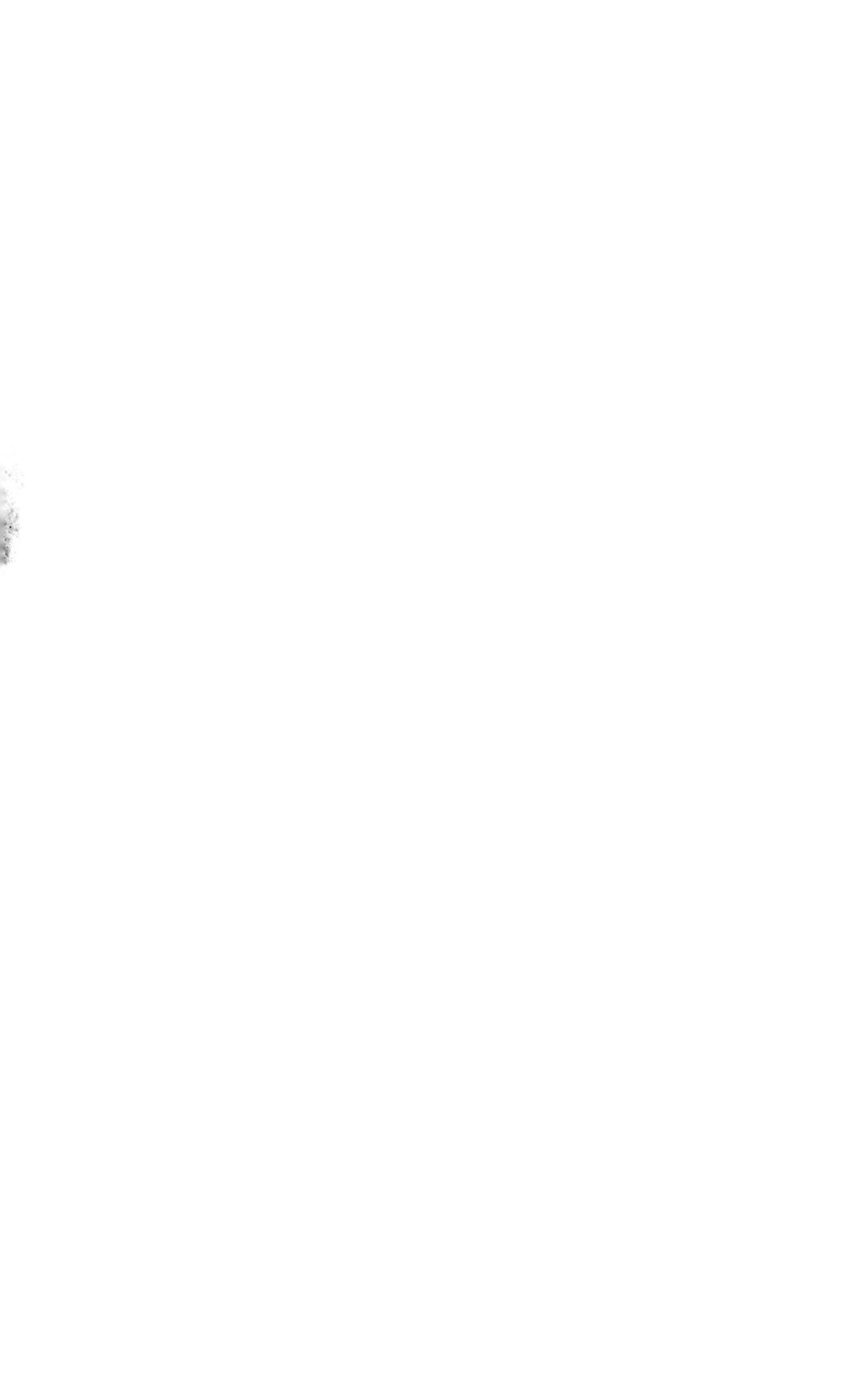

www.ingramcontent.com/pod-product-compliance
Lightning Source LLC
Chambersburg PA
CBHW071520200326

41519CB00019B/6015